Asthme, Eczéma, F...
Polypose Nasale, Rhinit...
Diges...

Maladies Chroniques et Allergies aux Sulfites

Les Solutions pour Prouver votre Intolérance et bien Choisir votre Alimentation, vos Boissons, vos Médicaments, et vos Cosmétiques

Bertrand Waterman

Blog et Forum www.les-sulfites.com

Remerciements

Mes recherches sur les sulfites ont été longues et difficiles. Il m'a fallu beaucoup de motivation, et même d'acharnement, pour mener l'écriture de cette méthode à son terme.

Aujourd'hui, je vous remercie de vos nombreux témoignages de gratitude qui m'apportent la satisfaction profonde de vous aider à retrouver la santé.

Mes remerciements vont également à :

- Ma femme et mes enfants qui ont supporté mes moments difficiles.
- Les membres du forum www.les-sulfites.com qui ont partagé leurs expériences et enrichi mes connaissances.
- Annie qui a participé au reportage de France 5.
- Jeffrey qui a participé au reportage de l'émission Allô Docteurs.
- Martine Drouet du CHU d'Angers, le premier médecin qui m'a fait passer des tests, et régulièrement éclairé de son expertise pendant l'écriture de cette méthode.
- Marika Julien de France 5, et Sarah Houltaf de Tempora production, pour s'être intéressées aux sulfites et à mon travail, et pour avoir participé à informer le grand public grâce à leurs reportages.
- Tous ceux qui participent à faire connaitre le problème des sulfites autour d'eux.

Avertissement

Avant de commencer, je souhaite vous préciser les choses suivantes :
Je ne suis ni médecin, ni scientifique, ni même un professionnel de l'industrie alimentaire. Je suis avant tout un patient qui a pris sa santé en main et qui témoigne de son expérience personnelle.

J'ai écrit cette méthode avec sérieux, ténacité et sincérité pour partager mes opinions personnelles, mais elle n'est pas exempte d'erreur ni d'omission.

Une fois que vous aurez terminé, vous en saurez peut-être plus sur les sulfites que votre généraliste, votre nutritionniste, votre pharmacien, et peut-être même votre allergologue.

Mais attention ! Les informations médicales sont parfois complexes à interpréter, et nécessitent souvent d'être mises en perspective avec les particularités d'une personne et d'une situation.

Cette méthode ne remplace pas les conseils d'un professionnel de santé, et je ne vous encourage pas à l'autodiagnostic ni à l'automédication.

Mon but est de vous permette de prendre votre santé en main, de mieux échanger avec vos médecins, et d'avoir les connaissances pratiques pour éliminer les sulfites de votre quotidien afin de vous aider à retrouver votre santé.

Je vous invite à faire bon usage de cette méthode, avec vos médecins.

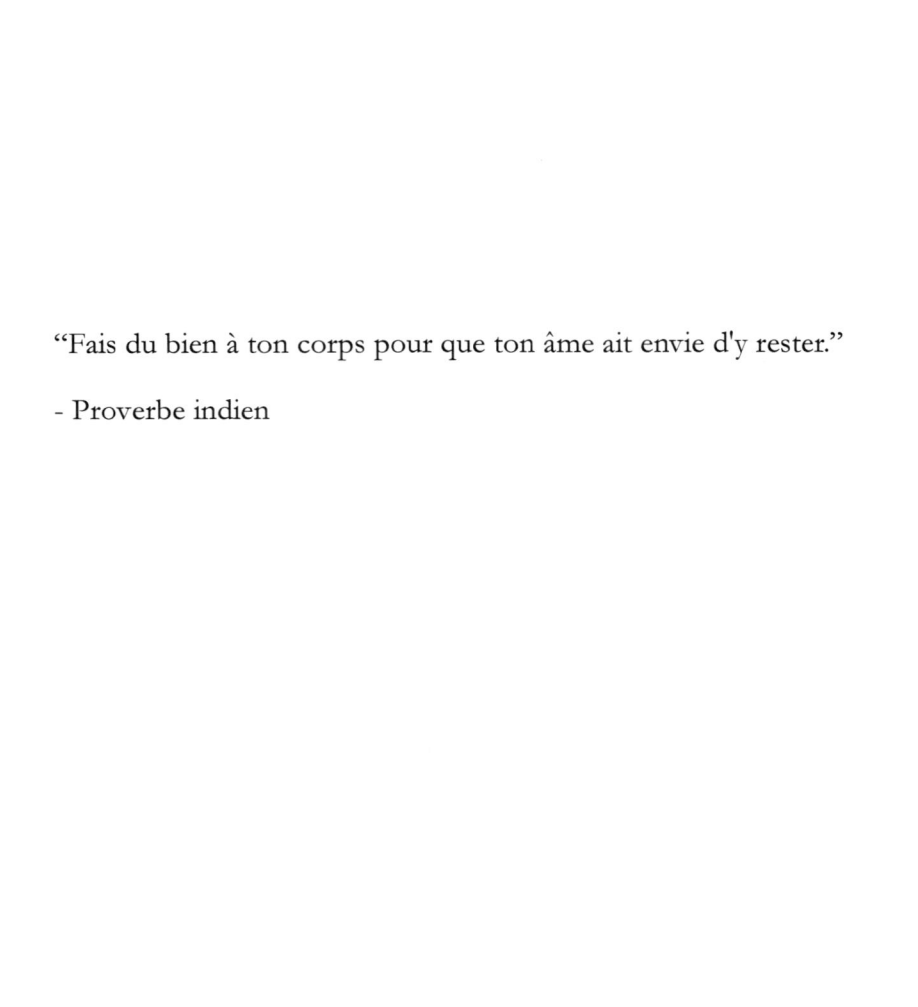

"Fais du bien à ton corps pour que ton âme ait envie d'y rester."

- Proverbe indien

Introduction ... 2

Confirmer nos Doutes sur les Sulfites ... 14
    Premiers Indices ... 16
    Tous les Effets sur notre Santé ... 18
    Causes de notre Intolérance ... 26
    Sulfites, Soufre, et Sulfates ... 32

Prouver Médicalement notre Intolérance aux Sulfites ... 36
    Priorité Absolue ... 38
    Dialogue de Sourds avec les Médecins ... 40
    Tests Médicaux Spécifiques ... 48
    Obtenir l'Appui de notre Médecin ... 58

Identifier les Sulfites Cachés ... 64
    Utilisations des Sulfites ... 66
    Listes d'Aliments sans Sulfites ... 74
    Lois et Règlementations ... 78
    Sulfites dans l'Alimentation ... 94
    Sulfites dans les Cosmétiques ... 148
    Sulfites dans les Médicaments ... 154

Éliminer les Sulfites de notre Quotidien ... 158
    Nous Soigner Naturellement ... 160
    Le Poison, c'est la Dose ... 168
    Alimentation sans Sulfites ... 174
    Cosmétiques sans Sulfites ... 232
    Médicaments sans Sulfites ... 238
    Autres Sources de Sulfites ... 251

Conclusion ... 254

Références ... 256

"Il faut manger pour vivre, et non pas vivre pour manger."

- Molière, L'avare ou l'école du mensonge (1668)

Introduction

Asthme, Eczéma, Fatigue, Migraines, Polypose Nasale, Rhinites, Sinusites, Troubles Digestifs, Arythmie Cardiaque... depuis longtemps, vous avez des problèmes de santé chroniques. Malgré les consultations chez les médecins, vous ne vous sentez pas vraiment bien soigné, et vous ne comprenez toujours pas ce qu'il se passe exactement.

Et si c'était à cause des sulfites ?

Toutefois, vous avez remarqué que lorsque vous buvez du vin, vous avez parfois des migraines, la respiration lourde, le nez qui se bouche, voire des problèmes digestifs, ou des réactions sur la peau ?

Vous ne buvez pas de vin, mais en mangeant des fruits secs ou des fruits de mer, vous avez ressenti les mêmes symptômes ?

Si c'est le cas, vous avez bien raison de vous intéresser aux sulfites et à leur toxicité. Vous avez entre les mains le guide qui vous apportera toutes les réponses que vous attendiez pour confirmer votre intolérance aux sulfites, et surtout, pour les éliminer de votre quotidien afin de retrouver la santé, naturellement.

Les sulfites sont des additifs chimiques toxiques

Les sulfites sont des produits chimiques ajoutés par les industriels dans les aliments, les boissons, les cosmétiques et les médicaments. Les sulfites naturels, ça existe, mais c'est un peu comme comparer la radioactivité du granit en Bretagne avec celle d'un réacteur de centrale nucléaire. Les sulfites naturels, ce n'est pas vraiment un problème. Les sulfites industriels, par contre…

Aux États-Unis, leur toxicité est connue depuis les années 80 et ils ont été strictement interdits dans les fruits et les légumes frais. L'Organisation Mondiale de la Santé a défini une dose maximale de sulfites et s'inquiète que cette dose soit régulièrement dépassée.

En France et en Europe, la prise de conscience est bien plus lente :

Le 21 juin 2011, l'Agence nationale de sécurité sanitaire de l'alimentation, de l'environnement et du travail (Anses), a publié le rapport EAT 2 sur l'alimentation et l'exposition aux additifs chimiques des Français. Elle a conclu que sur toutes les substances étudiées, douze additifs alimentaires sont considérés comme prioritaires au niveau européen : le rocou (E160b), les nitrites (E249-250), les sulfites (E220, E221, E222, E223, E224, E226, E227 et E228), et l'acide tartrique (E334).

En avril 2016, L'Autorité européenne de sécurité des aliments a annoncé qu'elle mènera d'ici 2020 des études complémentaires sur la toxicité des sulfites, les données scientifiques actuellement disponibles étant jugées trop limitées.

Contrairement à ce que certains essaient de nous faire croire, les sulfites ne sont donc ni naturels, ni sans risques.

La télévision et la presse commencent à en parler

J'ai collaboré avec la journaliste de Tempora Production pour le documentaire diffusé sur France 5 « Manger à quelle sauce ? ».

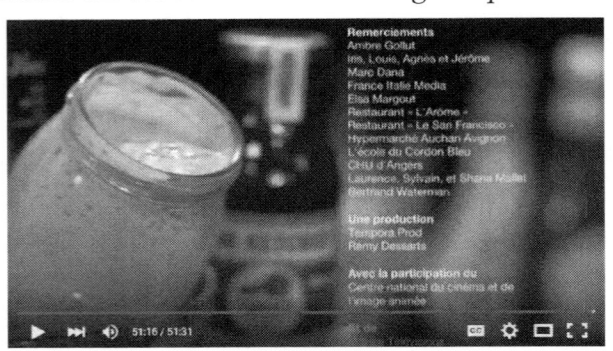

Ainsi qu'avec la journaliste de l'émission Allô Docteurs pour le reportage diffusé sur France 5 « Alimentation : et si vous étiez intolérants aux sulfites ? ».

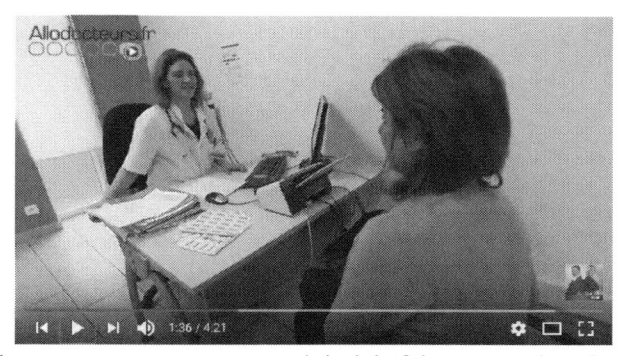

Ces deux reportages ont participé à faire connaitre le problème des sulfites.

Le Scandale ? Les sulfites sont cachés partout !

Vous savez surement que l'on trouve des sulfites dans le vin et les fruits secs. Malheureusement, les sulfites sont aussi cachés dans beaucoup d'autres aliments et boissons. La raison ? La loi autorise les industriels à mettre des sulfites sans l'écrire sur l'étiquette si la dose est inférieure à une certaine limite. On en trouve également dans les cosmétiques ainsi que dans les médicaments. Pour les personnes sensibles aux sulfites, c'est beaucoup trop, et c'est vrai un problème.

Même en évitant le vin et les fruits secs, nous consommons trop de sulfites sans le savoir. Le magazine professionnel Réussir Vigne a repris mon travail dans un dossier sur la sécurité du vin :

vu ailleurs

Le vin n'est pas l'aliment le plus riche en sulfites

➲ **Les sulfites sont ajoutés comme antioxydant dans beaucoup de produits alimentaires** pour éviter leur brunissement. Selon Bertrand Waterman, auteur d'un blog et d'un livre sur les sulfites[1], on trouve les plus fortes doses dans les fruits secs, 1 000 mg/kg, avec une dérogation à 2 000 mg/kg dans les abricots secs. Les fruits surgelés peuvent contenir jusqu'à 500 mg/kg, le jus de citron jusqu'à 100 mg/l, les légumes secs et les purées déshydratées, jusqu'à 500 mg/kg.

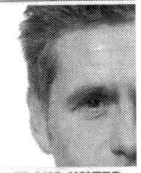

BERTRAND WATERMAN, auteur d'un blog et d'un livre sur les sulfites.

➲ **Crevettes et langoustines sont sulfitées pour éviter le noircissement de la tête** (jusqu'à 300 mg/kg). Les poissonniers ajoutent des sulfites dans l'eau qui sert à la fabrication de la glace pour conserver les poissons des étals. Les sulfites se nichent même dans les emballages de raisins de table ou de litchees, dans les cosmétiques et dans certains médicaments.

➲ **Les industriels de l'agro-alimentaire utilisent le SO_2 comme auxiliaire technologique**, avec des teneurs résiduelles notamment dans les sucres (jusqu'à 70 mg/kg) et les sirops de glucose (jusqu'à 400 mg/kg), mais aussi les farines, le colorant caramel, la gélatine, le collagène...

➲ **Concernant les boissons alcoolisées, le vin et le cidre** (jusqu'à 200 mg/l) contiennent davantage de sulfites que les bières. « *Il y a pourtant une vraie clientèle d'amateurs d'alcool intolérants aux sulfites*, commente Bertrand Waterman. *Les vignerons pourraient mieux la capter en indiquant le taux réel de SO_2 sur l'étiquette.* »

(1) les-sulfites.com

Nos Médecins n'y comprennent pas grand-chose

Les médecins ont vite fait de nous dire que l'allergie aux sulfites n'existe pas, et qu'il n'y a donc pas de problème. Si les sulfites ne provoquent pas de choc allergique ou anaphylactique potentiellement mortel, ils provoquent cependant bien des réactions de "type allergique".

Les chercheurs commencent tout juste à comprendre leur toxicité et leur responsabilité dans de nombreux problèmes de santé chroniques. Ils ont mis au point des tests de dépistage à faire chez certains allergologues et dans certains CHU, mais la plupart des médecins ne sont pas au courant.

La prise de conscience sur les sulfites et leurs dangers avance, mais trop lentement. Nous ne pouvons pas nous permettre d'attendre encore dix ans pour nous soigner correctement. Nous devons prendre notre santé en main, dès maintenant.

Bertrand Waterman

Éliminer les sulfites pour se soigner

Nous prenons probablement des médicaments pour traiter nos symptômes avec plus ou moins de réussite. Mais, tant que nous consommons des sulfites toxiques sans le savoir, nous ne traitons pas la cause de nos problèmes.

En ce qui me concerne, j'ai passé dix années à chercher où se cachaient les sulfites. Dès que j'ai su les éliminer, j'ai évité une opération des sinus, réglé des problèmes de migraines, de maux de ventre, et de fatigues inexpliquées. Ma vie s'est transformée, comme si j'avais rajeuni de dix ans !

Mon approche, c'est de nous soigner naturellement en réglant la cause de nos problèmes, à savoir les sulfites qui nous intoxiquent, plutôt que de prendre des médicaments pour régler leurs conséquences tant bien que mal.

Les personnes qui éliminent les sulfites obtiennent de très bons résultats

Sur le site internet de la méthode, il y a maintenant plus de 140 témoignages de personnes ayant éliminé les sulfites et résolu des problèmes d'asthme, d'eczéma, de fatigue, de migraine, de polypose nasale, de rhinites et de sinusites, de troubles digestifs, et même d'arythmie cardiaque. En voici quelques-uns :

Françoise : Félicitations pour ce travail de recherche. Ce livre devrait être lu par les médecins et allergologues afin qu'ils prennent conscience des dégâts que peuvent provoquer les sulfites. Cinq années de galère avant de prendre conscience que des aliments et des médicaments me rendaient malade et qu'il me fallait traquer impérativement les sulfites pour être en bonne santé.

Sonia : J'ai dévoré votre livre avec beaucoup d'intérêt. Merci pour toutes les recherches et le mal que vous vous êtes donné. Ayant subi une grande partie des symptômes que vous décrivez, depuis que j'ai rentré l'application et que j'écarte de mon alimentation certaines denrées responsables de mes problèmes, je revis. Merci encore pour ce livre précieux que je consulte régulièrement lorsque que j'ai des doutes. Pour ma part, il s'agissait de réactions cutanées : griffures, plaques, démangeaisons, etc. Bravo pour votre courage.

Céline : Non, ce n'est pas psychosomatique… dans un super restaurant, on se fait plaisir, on commande une tarte panais Saint-Jacques. Le cœur léger, je me régale. Heureusement, je dois en manger 1/4 car toute la petite famille veut y goûter… 10 minutes plus tard un mal de tête me prend, je me sens fatiguée… ça me rappelle mon état (en mois pire) de ces dernières années…. Mais qu'est-ce que j'ai encore mangé…. Et là je me rappelle que les fruits de mer sont à bannir, pas seulement les crevettes. Merci Bertrand pour ce livre détaillé qui me permet de comprendre, et petit à petit de ne plus me tromper dans mes choix. Mince quand même je ne dois pas supporter de grandes doses…. Je n'ai même pas mangé une Saint-Jacques entière ! Cela fait un an maintenant que j'ai lu votre livre et mon état de santé est presque revenu à la normale. Merci mille fois pour cette renaissance !

Yannick : Bonjour, merci pour votre livre qui m'a été d'un bien précieux, car peu de personnes connaissent la maladie de Fernand Widal et l'allergie aux sulfites. Cette maladie qui m'a été découverte depuis plus d'un mois après un épisode en réanimation cet été, et de nombreuses visites chez pleins de spécialistes. Votre livre m'a aidé à savoir choisir mon alimentation, car le plus souvent quand vous demandez aux médecins ou bien aux maisons de régime, ces personnes semblent ne pas connaître réellement le problème, du moins comment s'alimenter sans avoir de problème digestif, ventre gonflé, éternuements, maux de tête et asthme. Vous lisez sur les forums ce qui ne faut pas manger, mais pas ce que vous devez manger, là est la difficulté. Votre livre est facile à lire, bien expliqué et il résume la totalité de ce que vous cherchez. Un grand bravo et félicitation pour votre ouvrage, heureusement qu'il y a des personnes comme vous pour nous aider. Merci.

Il y a même une pharmacienne et un médecin :

Guylaine : Bonjour, je souffre de migraine depuis maintenant 35 ans ! Je suis suivie à la clinique de la migraine depuis environ 10 ans. Je prends des médicaments sur une base régulière pour réduire le nombre de crise par mois. On m'avait déjà remis une liste d'aliments à éviter, mais on ne m'avait pas expliqué pourquoi je devais les éviter. Pour ce qui est des autres approches, je les ai toutes essayées sans résultat malheureusement pour moi. Mais suite à un petit incident récent, j'ai pu mettre le doigt sur le coupable, les sulfites. Cela faisait 5 jours que je n'avais pas eu de migraine et j'ai mangé un repas lyophilisé qui contenait des pommes de terre déshydratées. C'est à ce moment que j'ai fait des recherches sur internet pour aboutir rapidement sur ce fabuleux livre de Bertrand. Un livre contenant une mine d'or d'informations sur le sujet. Je vais parler de ce livre à ma neurologue de la clinique de la migraine, à mon médecin de famille, à mes amies et aux membres de ma famille. J'en ai aussi parlé à la naturopathe avec laquelle de travaille. Je suis pharmacienne, je serai bien placée pour en parler aux patients qui fréquentent ma pharmacie, ainsi qu'à mes collègues pharmaciens. Alors voilà, je remercie de tout cœur Bertrand pour son travail acharné et colossal, ce qui me permettra à moi et bien d'autres d'avoir une vie meilleure !

Bernard : Excellent travail. Beaucoup de recherches, livre très complet sur le sujet. Je suis à la fois médecin et porteur d'une polypose nasale, j'ai appris beaucoup de choses sur les sulfites. Avec la prise d'un peu de vin, j'avais tout de suite le nez qui se bouchait, j'ai pu trouver un vin sans sulfite assez près de chez moi et je fais désormais attention dans mon alimentation. Le problème est, en effet, complexe et malheureusement, les teneurs en sulfites restent assez floues au niveau des étiquetages. L'auteur apporte des éclaircissements et de vraies solutions pour éliminer au maximum les sulfites au quotidien, là où parfois, on ne les attend pas. À lire absolument si vous vous sentez concerné par ce problème…

10 années de recherches

Pour aboutir à cette méthode, je me livre à des recherches sur les sulfites depuis plus de dix ans. Je vais vous expliquer rapidement comment j'en suis arrivé là.

Vers trente ans, je suis opéré d'une polypose nasale par un professeur très réputé. Il a près de deux milles opérations de la polypose à son actif et il est l'inventeur des techniques lasers en chirurgie O.R.L. Un expert de la chirurgie donc.

Mais, comme tous les O.R.L., il ne connait pas grand-chose aux causes de la polypose nasale. Après l'opération, il me recommande quand même d'éviter la moutarde, le vin, et le vinaigre. Tiens donc…

À trente-sept ans, je fais une sévère rechute. Je trouve la force de refuser une deuxième opération car on me prévient que je risque ensuite de rechuter encore plus vite. Je me lance dans des recherches approfondies pendant lesquelles les sulfites reviennent souvent.

Je me rappelle que dès ma jeunesse, je détestais le champagne, le vin blanc, ou le vinaigre qui me rendaient malade. Je réalise alors que j'étais déjà sensible aux sulfites.

Je suis convaincu que les sulfites m'intoxiquent et je commence à les éliminer pour calmer l'inflammation à la source de ma polypose nasale. Et cela fonctionne ! Je fais régresser ma polypose nasale au point de ne plus avoir besoin de me faire opérer une deuxième fois, et je règle au passage mes autres petits problèmes de santé.

En 2013, j'écris un premier livre intitulé "12 clés pour VAINCRE la polypose nasale" afin de partager mon expérience.

Ensuite, je continue mes recherches sur les sulfites et je me remets au travail pour écrire la méthode que vous avez entre les mains.

La méthode est votre guide

Un proverbe populaire dit : "Donne un poisson à un homme, il mangera un jour, apprends-lui à pêcher, il mangera toute sa vie".

Mon ambition est de faire de cette méthode le guide de référence sur l'intolérance aux sulfites et sur les solutions pour les éliminer au quotidien, mais aussi de la rendre accessible à tous. Par moment, j'apporte des précisions scientifiques ou réglementaires pour les plus curieux d'entre nous. Il n'est pas indispensable de les comprendre pour éliminer les sulfites de notre quotidien.

Un problème pas si simple à détecter

Détecter si les sulfites sont la cause de nos problèmes de santé n'est pas si simple. En voici quelques raisons :

- Les sulfites utilisés comme additifs sont inscrit sur les étiquettes seulement si la dose est supérieure à 10 mg/kg. Pire, la loi tolère des résidus à hauteur de 70 mg/kg sans étiquetage s'ils sont utilisés comme agents technologiques.
- Les sulfites sont donc le plus souvent cachés dans nos aliments et nos boissons.
- Les effets des sulfites peuvent se produire quelques minutes après leur consommation, mais aussi après plusieurs heures, voire même le lendemain.
- Les sulfites ne provoquent pas toujours les mêmes réactions : migraines, problèmes digestifs, congestions nasales, asthme, polypose nasale, irritations cutanées, fatigue…
- Les conséquences sur notre santé sont souvent sournoises, chroniques, et se manifestent après plusieurs années.

Il est donc très difficile de savoir à quel moment et en quelle quantité nous consommons réellement des sulfites, et de faire le constat clair qu'ils sont bien responsables de nos symptômes.

J'ai décidé d'aller au fond des choses

J'ai soulevé le tapis des industries agroalimentaires, pharmaceutiques et cosmétiques. J'ai retourné chaque pierre que j'ai trouvée. J'ai cherché à comprendre ce que l'on nous dit, mais aussi et surtout ce que l'on nous cache.

Avec les problèmes que j'ai endurés à cause des sulfites, j'ai souvent été en colère au fur et à mesure de mes découvertes. J'ai mis cette colère derrière moi, et elle n'a pas sa place dans la méthode. Vous ne trouverez pas de grands coups de gueule contre les hommes politiques qui votent nos lois, ni contre les industriels qui les contournent, ni contre les médecins qui ne savent pas grand-chose mais qui prétendent le contraire.

Vous trouverez avant tout des explications et des solutions pour vous en sortir. Vous trouverez une méthode qui vous aidera à confirmer et à prouver votre intolérance aux sulfites, et à identifier et à éliminer les sulfites de vos aliments, de vos boissons, de vos cosmétiques, et de vos médicaments.

La méthode est organisée en quatre parties pour vous guider pas-à-pas. :

Partie 1 : Confirmer nos Doutes sur les Sulfites

Dans cette partie, nous allons confirmer si les sulfites sont à l'origine de nos problèmes de santé. Nous allons voir tous leurs effets nocifs, les plus connus et les autres. Nous allons discuter des causes possibles de notre intolérance. Nous allons voir si nous devons nous méfier à la fois des sulfites, du soufre et des sulfates.

Partie 2 : Prouver Médicalement notre Intolérance aux Sulfites

Dans cette seconde partie, nous allons aborder une étape très importante. Il s'agit d'obtenir la preuve médicale de notre intolérance aux sulfites. Nous allons voir pourquoi c'est si important pour la suite. Nous allons comprendre pourquoi nous avons des dialogues de sourds avec les médecins. Nous verrons quels sont les obstacles à lever afin de mieux communiquer avec eux. Nous listerons tous les tests médicaux disponibles, et terminerons par l'approche à adopter afin d'obtenir l'aide de nos médecins pour les passer.

Partie 3 : Identifier les Sulfites Cachés

Dans cette partie, nous allons apprendre où se cachent vraiment les sulfites. Il ne suffit pas de lire les étiquettes et de chercher le mot sulfite ou les codes E220 à E228 pour les éviter. Nous allons voir à quoi ils servent et où ils se trouvent vraiment dans notre alimentation, nos boissons, nos cosmétiques et nos médicaments.

Nous risquons de trouver cette partie décourageante en

découvrant la quantité faramineuse de sulfites présents dans notre quotidien. Rassurons-nous : si dans cette partie, nous discutons du problème afin d'en prendre la mesure et de devenir plus méfiants, nous discuterons en détail de la solution dans la partie suivante pour concrètement choisir nos aliments, nos boissons, nos cosmétiques et nos médicaments afin d'ingérer le minimum de sulfites.

Partie 4 : Éliminer les Sulfites de notre Quotidien

Dans cette dernière partie, nous allons maintenant passer à l'application concrète de tout ce que nous avons appris. Nous allons voir comment nous motiver et nous préparer à changer notre alimentation. Nous allons discuter des doses de sulfites et du niveau à partir duquel elles deviennent toxiques. Nous allons voir comment définir la dose journalière que nous pouvons accepter. Nous verrons les techniques qui permettent de tester les aliments. Nous allons apprendre à éliminer les sulfites de notre alimentation, de nos boissons, de nos médicaments et de nos cosmétiques dans les différentes situations de notre vie quotidienne.

Quelques recommandations

Pendant la lecture, venez poser vos questions et partager vos expériences sur le forum de la méthode www.les-sulfites.com/forum.

Pour rester informé, choisissez votre réseau social favori à la rubrique "suivez-moi" sur www.bertrandwaterman.com.

Il est temps de prendre votre santé en main.

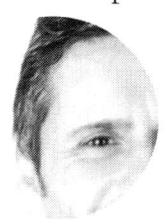

On ne lâche rien ! Bertrand.

Bertrand Waterman

PARTIE 1 : CONFIRMER NOS DOUTES SUR LES SULFITES

Dans cette partie, nous allons confirmer si les sulfites sont à l'origine de nos problèmes de santé. Nous allons voir tous leurs effets nocifs, les plus connus et les autres. Nous allons discuter des causes possibles de notre intolérance. Nous allons voir si nous devons nous méfier à la fois des sulfites, du soufre et des sulfates.

Bertrand Waterman

PREMIERS INDICES

Des maux de tête après deux verres de vin, un nez qui coule quelques minutes après une bière, une diarrhée soudaine vingt minutes après avoir mangé des fruits de mer, une respiration difficile après avoir grignoté des fruits secs, ou encore un coup de fatigue inexpliqué après un repas à la cantine ou au restaurant…

Voilà des situations où nous avons consommé des doses importantes de sulfites sans forcément le savoir, et nous avons déclenché des symptômes visibles.

Si nous avons maintenant des doutes à propos des sulfites, nous n'avons pas vraiment de certitude. Si les sulfites étaient bien le problème, ils devraient déclencher les mêmes symptômes à chaque fois ? À d'autres moments, nous avons les mêmes symptômes mais sans avoir consommé de sulfites ! Nous allons clarifier tout cela :

- Les sulfites constituent une famille de produits chimiques : les sulfites, les bisulfites et les métabisulfites, de sodium, de potassium, ou de calcium. Ces produits chimiques sont différents les uns des autres, et réagissent chacun à leur manière avec notre corps.

- Le délai entre la consommation de sulfites et les réactions visibles est très variable : les réactions visibles se produisent en quelques minutes ou en quelques heures, mais aussi le lendemain ou le surlendemain de leur consommation. L'un des tests médicaux se fait d'ailleurs sur trois jours pour mettre en évidence ces réactions retardées.

- La dose : nous ne savons jamais quelle dose de sulfites nous consommons réellement. Pour prendre l'exemple du vin, la mention "contient des sulfites" sur l'étiquette nous indique seulement que la dose est supérieure à 10 mg/L. Mais, en fonction du vin, notre verre peut contenir entre 4 mg et 40 mg de sulfites. Contrairement aux véritables allergies où une dose infime peut déclencher des réactions violentes, la dose de sulfites ingérée joue un rôle capital dans la rapidité et les effets produits.

- L'effet de seuil : c'est la dose au-dessus de laquelle nous déclenchons des réactions visibles. Cet effet de seuil est la limite à partir de laquelle notre corps n'arrive plus à se débarrasser des sulfites, et où ils commencent à nous intoxiquer.
- Le pH qui mesure l'acidité : L'activité des sulfites est dépendante du pH des aliments avec lesquels ils sont mélangés. Le même vin avec des aliments différents ne produirait donc pas les mêmes effets.
- Les sulfites cachés : les sulfites ne sont pas seulement présents dans le vin ou les fruits secs. Ils sont surtout cachés dans d'autres aliments et boissons. Ils se trouvent aussi dans nos cosmétiques et dans nos médicaments, mais sans que nous y fassions attention. Nous consommons donc régulièrement des sulfites sans le savoir.
- Notre médecin nous décourage de chercher dans cette voie : nous consultons notre médecin avec des symptômes très variables, sans savoir si nous avons consommé des sulfites ou non. De son côté, il ne connait pas vraiment le problème, ou pire, nous dit que cela n'existe pas. Le plus souvent, nous sortons de la consultation avec plus de doutes que de réponses.

Pour toutes ces raisons, il est très difficile d'établir un lien clair entre nos problèmes de santé et les sulfites. Nous passons généralement plusieurs années à accumuler des doutes jusqu'au moment où nous décidons enfin de nous intéresser de plus près aux sulfites.

La bonne nouvelle est que nous avons maintenant entre les mains la méthode qui va nous permettre d'avancer rapidement. Nous allons lever nos doutes, prouver notre intolérance, apprendre où se cachent les sulfites, et surtout les éliminer de notre quotidien afin de résoudre nos problèmes de santé.

TOUS LES EFFETS SUR NOTRE SANTÉ

Nous allons maintenant passer en revue tous les effets des sulfites sur la santé. Il est très probable qu'ils nous causent plusieurs problèmes que nous allons reconnaitre.

Les problèmes fréquents

Ce sont les réactions que nous constatons rapidement après avoir consommé des aliments ou des boissons connus pour contenir des sulfites en doses importantes.

Migraines

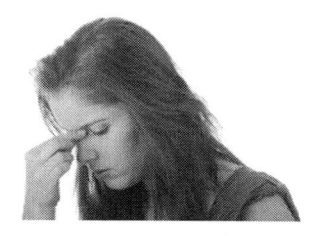

Même sans en abuser, le mauvais vin blanc a la fâcheuse tendance de nous donner mal à la tête. La raison est que les vins blancs, et surtout les vins blancs liquoreux, sont ceux qui contiennent le plus de sulfites. La dose peut être dix fois plus importante que celle des vins rouges.

Le mal de tête peut se déclencher en quelques minutes, ou bien après plusieurs heures. Cela dépend de ce que nous mangeons avec.

Le vin est vendu comme un produit naturel de terroir. Les professionnels n'aiment pas du tout parler des produits chimiques qu'ils y ajoutent, en particulier des sulfites. Ils brouillent constamment les pistes en parlant des tanins, du soufre plutôt que des sulfites, ou de la consommation excessive d'alcool.

Mais soyons clair : la corrélation entre les doses de sulfites dans les différents types de vins et le mal de tête est évidente. Nous verrons plus tard tout ce que l'on nous cache à propos des sulfites contenus dans le vin.

Julie : "Sans faire partie des grands intolérants aux sulfites auxquels vous faites allusion tout au long de vos lignes, j'y ai puisé ce qui me correspond : très grosse migraineuse, je suis privée d'alcool depuis des années. Champagne, bière, et plus que tout, vin rouge me rendent malade. Et la dernière fois que j'ai pris un fond de verre de (pourtant très bon) vin rouge pour trinquer avec mon entourage, les douleurs de migraine ont été si effroyables que j'ai cru y passer... et je me suis jurée de ne plus jamais toucher de vin, fusse du bout des lèvres. C'était il y a 5 ans.

En résumé, je me savais intolérante aux sulfites des alcools, j'ai découvert en lisant votre livre que mon intolérance était un peu plus large... Bravo pour la richesse de vos recherches !"

Difficultés respiratoires

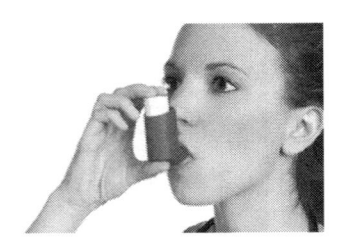

Les effets des sulfites sur la respiration vont d'une petite sensation d'oppression ou de lourdeur sur la poitrine, à notre respiration qui devient bruyante, à nos bronches qui se mettent à siffler, ou carrément au déclenchement d'une crise d'asthme.

Les sulfites à petites doses irritent quotidiennement nos

muqueuses respiratoires et sont une cause d'installation de l'asthme.

Lorsque nous consommons une dose plus importante, nous déclenchons une crise.

Le lien entre l'alcool et l'asthme a aussi été étudié, et les sulfites directement mises en cause par une étude publiée en 2000 dans la revue The Journal of Allergy and Clinical Immunology. Près de 350 adultes vivant en Australie y ont participé en répondant à un questionnaire sur les symptômes de l'asthme et sur leur consommation d'alcool. Les résultats indiquent que dans 33 % des cas, l'alcool a déclenché une crise d'asthme en moins d'une heure. Les chercheurs ont réussi à isoler deux composants des boissons alcoolisées qui seraient responsables des crises : l'histamine et les sulfites.

Laurence : "Je lis votre livre et suis convaincue de mon intolérance aux sulfites. Tout y est : rhinites et asthme après un repas avec un verre de vin, la baignade en piscine qui vire au cauchemar, les réveils et couchés avec une montagne de mouchoirs, maux de tête et d'estomac. Un mois sans trop de sulfites, il y en a bien 1 ou 2 qui ont réussi à déjouer ma vigilance, et je me sens déjà mieux, les symptômes ont vraiment diminués. Incroyable. J'ai l'impression de moins supporter mon corps et d'être plus libre."

Manifestations O.R.L.

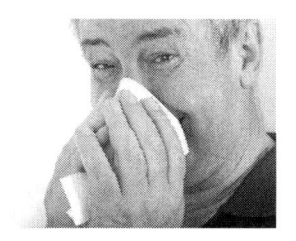

Après notre petit verre de mauvais vin blanc, nous sommes aussi nombreux à avoir le nez qui coule, notre muqueuse nasale qui gonfle, voir notre nez qui se bouche complètement. Nous avons aussi des éternuements et des écoulements dans la gorge. Certains ont également des larmoiements aux yeux.

Les sulfites à petite dose irritent quotidiennement notre muqueuse nasale. Elle se dégrade et devient inflammatoire. C'est très probablement une cause d'installation des rhinites et des congestions nasales chroniques, des sinusites, et de la polypose nasale.

Marie : "J'ai 44 ans, et depuis presque 15 ans j'ai cherché à comprendre et éliminer des problèmes de rhinites allergiques. J'ai d'abord cru (pendant de longues années et croyant les dires d'un allergologue) à une sensibilité aux acariens, aggravée en période de pollens. Puis j'ai testé le SGSC (sans gluten et sans caséine) pendant longtemps, constatant des améliorations. Mais souvent, sans explications logique, de grosses et handicapantes crises de rhinites se produisaient quand même. Votre livre m'a grandement ouvert les yeux, et maintenant j'ai une explication logique à ces phénomènes ! Ouf ! J'ai testé ces dernières semaines vos conseils, et il semblerait bien que la clé se trouve dans un régime sans sulfites…"

Les problèmes communs

Nous allons maintenant étudier les réactions qui se produisent lorsque nous consommons des aliments dont la teneur en sulfites est moins connue, dont la dose de sulfites est plus faible, ou dont les effets des sulfites qu'ils contiennent se produisent longtemps après leur ingestion.

Troubles digestifs

Je suis breton, et j'adore les fruits de mer. Je mangeais donc très régulièrement des huitres, du crabe, des palourdes, des bigorneaux, des bulots ou encore des langoustines.

À certains moments, je pouvais manger de grosses quantités sans aucun problème, alors qu'à d'autres, cela ne passait pas du tout et j'avais des diarrhées dans les quinze minutes après avoir mangé.

C'est une expérience que j'ai renouvelé des dizaines de fois avant d'apprendre que les fruits de mer contiennent des sulfites, et à des doses souvent supérieures aux limites autorisées.

Le délai entre le repas et les symptômes ne permet pas au bol alimentaire, le contenu de l'estomac, de se vider dans l'intestin. C'est comme si la muqueuse intestinale réagissait immédiatement aux sulfites dans l'estomac en provoquant une vidange de l'intestin.

Les sulfites à petite dose irritent quotidiennement notre muqueuse digestive, et sont probablement à l'origine de ballonnements et de digestions difficiles. Plus préoccupant encore, notre muqueuse intestinale irritée n'est plus capable de se protéger et devient poreuse. Cette porosité, ou perméabilité intestinale, est la cause de nombreux problèmes de santé de type inflammatoire et perturbe aussi le fonctionnement de notre système immunitaire.

Bénédicte : "Grâce au livre, j'ai aussi identifié d'autres symptômes que j'ai depuis bien plus longtemps ! Notamment des diarrhées subites dans les dix minutes après ingestion de repas genre fast food, et également, je viens de l'identifier, en mangeant des raisins secs ! J'ai aussi depuis quelques années des troubles digestifs genre ballonnements, dont j'avais parlé à mon médecin mais pour lesquels je n'arrivais pas à trouver de cause – j'ai essayé de voir si ce n'était pas le gluten ou laitage, mais ce n'était pas pertinent. Je n'avais jamais parlé des diarrhées à mon médecin, pensant que c'était un dysfonctionnement occasionnel normal que tout le monde pouvait connaître. Je n'avais jamais pensé à de l'intolérance ou allergie !"

Problèmes de peau

Dans toutes les manifestations que nous venons de voir, les sulfites s'attaquent aux muqueuses. Ils sont aussi mis en cause dans des problèmes de peau tels que des rougeurs, des irritations, et même de l'eczéma.

Peu de gens le savent, mais les sulfites sont présents dans les cosmétiques. Les doses sont très importantes dans les auto-bronzants et dans les produits de lissage pour les cheveux. Elles sont plus faibles dans les produits que nous utilisons parfois quotidiennement.

Eliane : "*Ayant des problèmes de peaux invalidants qui se propagent, cortisone à répétition, mes filles m'ont suggéré de faire un test sur le gluten, le lait et les sulfites. Je suis intolérante aux trois. Depuis 2014, je lis les étiquettes, j'achète les fruits secs au magasin bio, je cuisine seulement des produits frais et je m'informe encore. Mes problèmes de peau ne sont presque plus visibles, mais une gêne respiratoire légère subsiste.*"

Fatigue

Après un repas riche en sulfites, nous avons souvent des coups de fatigue importants. Je ne sais pas si c'est à cause des autres symptômes que notre corps doit gérer à ce moment-là, ou si notre corps se met au ralenti le temps d'évacuer les sulfites.

Anne-Sophie : "*J'ai appris en faisant des tests chez un allergologue que j'étais allergique aux sulfites. Je pensais simplement que ce n'était qu'une allergie de contact. Cependant après les repas je me sentais presque toujours fatiguée et j'avais des bouffées de chaleur. Depuis que je mange presque sans sulfites je me sens beaucoup mieux !*"

Les problèmes exceptionnels

Au-delà des troubles que nous venons de voir, les sulfites sont aussi suspectés de causer des problèmes encore plus graves.

Les personnes concernées ont plusieurs des symptômes que nous venons de voir, mais de grande ampleur, auxquels s'ajoutent parfois des troubles du rythme cardiaque et la fibromyalgie.

J'ai lu des témoignages à propos de problèmes de peau sur de grandes parties du corps. J'ai trouvé une étude médicale de 1993 dans laquelle les auteurs testent 13 additifs alimentaires et leurs impacts sur la photosensibilité de la peau. Ils concluent que les sulfites sont les seuls additifs à provoquer une sensibilité aux UVB. (Source : www.ncbi.nlm.nih.gov/pubmed/7904403)

J'ai lu des témoignages de personnes vivant un calvaire à cause de la fibromyalgie. Cette maladie se caractérise par des douleurs musculaires chroniques et une fatigue persistante. Il y a beaucoup d'autres symptômes que vous pouvez découvrir en consultant ce lien : fr.wikipedia.org/wiki/Fibromyalgie. La fibromyalgie a tellement de symptômes que nous pouvons tous nous sentir concernés. Si c'est votre cas, je vous invite à en parler avec votre médecin qui pourra établir un diagnostic précis.

J'ai travaillé directement avec la journaliste d'Allô Docteurs et Annie qui a participé au reportage diffusé sur France 5. Elle témoigne à propos de ses problèmes cardiaques, d'abord soignés par des médicaments, mais qui étaient en réalité causés par les sulfites. Depuis qu'elle les évite, elle n'a plus de problèmes, ni besoin de médicaments.

Ces témoignages manquent parfois de rigueur médicale, et ne sont pas assez nombreux pour avoir une valeur statistique. Cependant, ils ont tous un point commun : les problèmes de ces personnes ont énormément diminué, voire disparu dès qu'elles ont évité les sulfites.

Ces témoignages nous montent aussi que pendant plusieurs années, les médecins n'ont pas été capables d'identifier la cause de leurs problèmes. Certains ont même mis en cause leur sincérité, et d'autres sont allés jusqu'à leur dire que le problème se passait surtout dans leur tête.

Nathalie : "Les pièces du puzzle s'assemblent : le vin, les langoustines, l'anesthésiant local (dentiste ou autre), la crème de jour, le maquillage... je viens enfin de tout comprendre, et surtout, de comprendre les réactions de mon corps : plaques rouges visage, cou et buste, rythme cardiaque accéléré, coup de chaleur, mal de tête etc."

Bertrand Waterman

CAUSES DE NOTRE INTOLÉRANCE

Lors de mes recherches, j'ai trouvé des hypothèses qui sont actuellement étudiées par des médecins chercheurs, et qui pourraient expliquer notre sensibilité particulière aux sulfites. Elles seront peut-être validées dans les années à venir.

Notre métabolisme

L'intolérance aux sulfites viendrait d'un problème de métabolisme. Chez une personne normale, les sulfites sont oxydés au niveau de l'intestin et des poumons pour être transformés en sulfates facilement évacués par l'organisme. Dans notre cas, notre corps n'arriverait pas à décomposer les sulfites efficacement pour deux raisons.

Un déficit en sulfite oxydase

La sulfite oxydase est une enzyme qui sert à décomposer les sulfites. Dans notre cas, nous n'en aurions pas assez. Nous manquons en quelque sorte de tournevis spécialisés dans le démontage des sulfites.

Dans les cas extrêmes, le déficit en sulfite oxydase provoque une maladie grave et rare appelée encéphalopathie. Cette maladie touche seulement quelques dizaines de personnes en France. Elle a le mérite d'avoir fait étudier en détail les mécanismes du déficit en sulfite oxydase.

Il a deux causes possibles : les mutations du gène de la sulfite oxydase (SUOX) entraînant un déficit en sulfite oxydase isolé

(DSOI), et les mutations des gènes codant les protéines impliquées dans la synthèse du cofacteur à molybdène utilisé par la sulfite oxydase (MOCS1, MOCS2, et GPHN).

La nature nous a donc équipés pour décomposer les sulfites à petites doses, générées naturellement lors de la fermentation des aliments ou lors de la digestion d'aliments riches en soufre.

Si nous sommes intolérants aux sulfites, c'est parce qu'ils sont maintenant des produits chimiques ajoutés en grandes quantités dans une alimentation de plus en plus industrielle, et que la nature ne nous a pas équipés pour ces excès.

Un déficit en molybdène

Le molybdène est un métal présent sous forme de traces dans notre organisme et dans la nature. Il participe à la structure de plusieurs enzymes, dont la sulfite oxydase.

Il se trouve dans les légumes, les céréales et la viande. Le taux dépend de la richesse du sol où poussent les plantes que les animaux et nous mangeons. La déficience en molybdène peut être compensée par la prise d'un complément, nous y reviendrons.

La perméabilité intestinale

C'est un sujet qui n'est pas directement la cause de notre intolérance aux sulfites, mais c'est un élément clef du cercle vicieux qui se met en place lorsque nous sommes intolérants.

Notre intestin est la partie de notre système digestif qui se situe juste après l'estomac, et qui se prolonge par le colon. Il fait en moyenne six mètres de long, et c'est là que se passe l'essentiel de l'absorption des nutriments.

Sa première fonction est celle de barrière intestinale : c'est le filtre qui va laisser les bons nutriments entrer dans notre corps, tout en fermant la porte aux éléments toxiques.

Sa seconde fonction est immunitaire : 50 % des cellules qui

défendent notre organisme se trouvent dans notre intestin et sont aux avant-postes contre les agents pathogènes.

Ces deux fonctions sont le résultat d'un travail d'équipe entre les différentes cellules de l'intestin et notre flore intestinale.

La flore intestinale est composée de différentes bactéries et levures. Il y en a cinq cent à mille sortes différentes, et nous avons chacun notre propre mélange. Au total, nous avons plus de bactéries et de levures dans notre intestin que de cellules dans notre corps. Cette flore intestinale est indispensable à la vie.

Si notre flore intestinale est déséquilibrée, les fonctions de l'intestin sont perturbées : les éléments toxiques de notre alimentation ne sont plus bloqués, et ils pénètrent dans notre système sanguin. Les agents pathogènes ne sont plus détectés ou combattus correctement.

Le résultat ? Les éléments toxiques qui pénètrent dans notre système sanguin créent des réactions inflammatoires dans notre corps, et nous nous défendons moins bien contre les maladies.

Nous savons déjà que les sulfites agressent des muqueuses comme le nez ou les bronches, et que l'intolérance aux sulfites provoque aussi des problèmes digestifs.

Je suis convaincu que notre muqueuse intestinale est également une des premières victimes des sulfites, et qu'elle est quotidiennement irritée par ces derniers contenus dans notre alimentation et nos boissons.

Je ne sais pas si c'est le mécanisme principal d'action des sulfites, mais le lien me semble probable entre les sulfites qui agressent notre paroi intestinale et la rendent poreuse, et les molécules toxiques qui passent dans notre corps et déclenchent des maladies inflammatoires chroniques.

J'ai commencé à envisager cette relation après avoir entendu certains intolérants aux sulfites parler de problèmes digestifs survenant lorsqu'ils consommaient des aliments comme des oignons ou d'autres légumes de couleur blanche.

L'explication la plus simple serait la présence de sulfites naturels directement dans ces légumes. J'ai fait des recherches approfondies sur ce sujet dont je vous parlerai plus tard, et je n'ai pas trouvé de preuves convaincantes.

Une autre explication peut-être plus intéressante est que ces problèmes digestifs sont le résultat d'une digestion défaillante due à l'inflammation du système digestif. La fermentation excessive d'aliments riches en soufre fabriquerait des sulfites directement dans notre système digestif.

Les deux points importants à retenir à propos de notre système digestif sont les suivants :

Si nous consommons régulièrement des sulfites, notre système digestif est enflammé et nous avons vraisemblablement noté quelques problèmes digestifs. Derrière ces signes visibles, notre paroi intestinale est poreuse et laisse passer des éléments toxiques dans notre corps à l'origine de nos problèmes inflammatoires. Notre système immunitaire nous défend moins bien contre les maladies.

En éliminant les sulfites, nous allons aider notre paroi intestinale à se reconstituer. Elle va mieux assurer ses fonctions de barrière contre les éléments toxiques, et son rôle immunitaire. Nous allons diminuer l'inflammation et mieux nous défendre contre les maladies. En plus d'éliminer les sulfites, nous pouvons l'aider avec les probiotiques dont nous parlerons plus tard.

Candida albicans

Nous venons de voir l'importance de notre paroi intestinale, et que pour bien fonctionner, elle fait équipe avec notre flore intestinale.

La bonne santé de notre flore intestinale est un sujet qui intéresse de plus en plus les chercheurs. Notre alimentation joue un très grand rôle dans la formation de cette flore, et les excès de l'alimentation moderne, par exemple en sucre, seraient à l'origine de la prolifération de mauvaises bactéries.

L'une de ces mauvaises bactéries est le candida albicans. Si elle prolifère en excès dans notre système digestif, elle provoque une maladie appelée la candidose dont les symptômes vont vous sembler familiers : ballonnements, sensation d'estomac trop plein après le repas, aigreurs, alternance de diarrhées et de constipation, fatigue persistante, crises d'asthmes, migraines, urticaires, eczémas, et même des troubles du rythme cardiaque.

Une étude américaine a également démontré que les bactéries candida albicans produisent des sulfites. (Source : Factors supporting cysteine tolerance and sulfite production in Candida albicans www.ncbi.nlm.nih.gov/pubmed/23417561)

Le cercle vicieux qui s'établirait entre la consommation de sulfites, le déséquilibre de notre flore intestinale, et la porosité de notre paroi intestinale, serait peut-être une piste sur le mécanisme d'action des sulfites.

La bonne nouvelle est que nous pouvons lutter contre le candida albicans en faisant les changements alimentaires nécessaires. Si dans le cadre de votre intolérance aux sulfites, vous avez de nombreux problèmes digestifs, il peut être intéressant d'explorer cette piste avec votre médecin.

Bertrand Waterman

SULFITES, SOUFRE, ET SULFATES

Les sulfites ne sont pas nos amis, et nous allons nous y intéresser de plus près. Nous allons aussi voir les "faux ennemis", c'est à dire des produits dont le nom ressemble aux sulfites, mais qui n'en sont pas. Nous allons aussi voir les "faux amis", des produits dont le nom n'a rien à voir avec celui des sulfites, mais qui en sont pourtant bien, et dont il faudra nous méfier.

Les sulfites

Les sulfites sont une famille de produits chimiques. Ils sont fabriqués industriellement pour être ajoutés à de nombreux aliments, boissons, médicaments et cosmétiques lors de leur fabrication, de leur stockage et de leur distribution.

En tant qu'additifs alimentaires, ils ont reçu les codes européens allant d'E220 à E228. Ils ont trente autres noms courants rien que dans l'alimentation.

Je ne sais pas si vous aimez la chimie, mais voici quelques explications qui vont raviver des souvenirs du collège :

- Tout commence par le soufre : le soufre est très courant dans la nature et dans notre corps où il participe à de nombreuses réactions. Il n'est pas toxique, et il est même indispensable à la constitution de nombreuses protéines.
- La combustion du soufre produit un gaz incolore : l'anhydride sulfureux, aussi appelé dioxyde de soufre, ou encore S02. Ce gaz est très toxique et irritant.
- En présence d'eau, l'anhydride sulfureux se transforme en acide

sulfureux H2SO3. L'acide sulfureux n'est pas stable dans l'eau et se transforme immédiatement en ions bisulfites HSO$_3^-$ et en ions sulfites SO$_3^{2-}$.

- Les industriels vendent aussi les sulfites sous forme de cristaux. Ils sont dilués dans de l'eau avant d'être utilisés pour asperger ou tremper les aliments. C'est lors de cette dilution qu'ils se transforment immédiatement en ions bisulfites et en ions sulfites.

Nous voilà avec nos fameux sulfites, ou plus précisément nos ions sulfites. Les ions sont des molécules qui ont perdu ou gagné des électrons, et qui deviennent électriquement chargées. Elles se comportent alors comme des petits aimants et se combinent très facilement avec d'autres molécules. C'est ce qui rend les sulfites particulièrement actifs chimiquement.

En résumé, voici le cycle simplifié des sulfites :

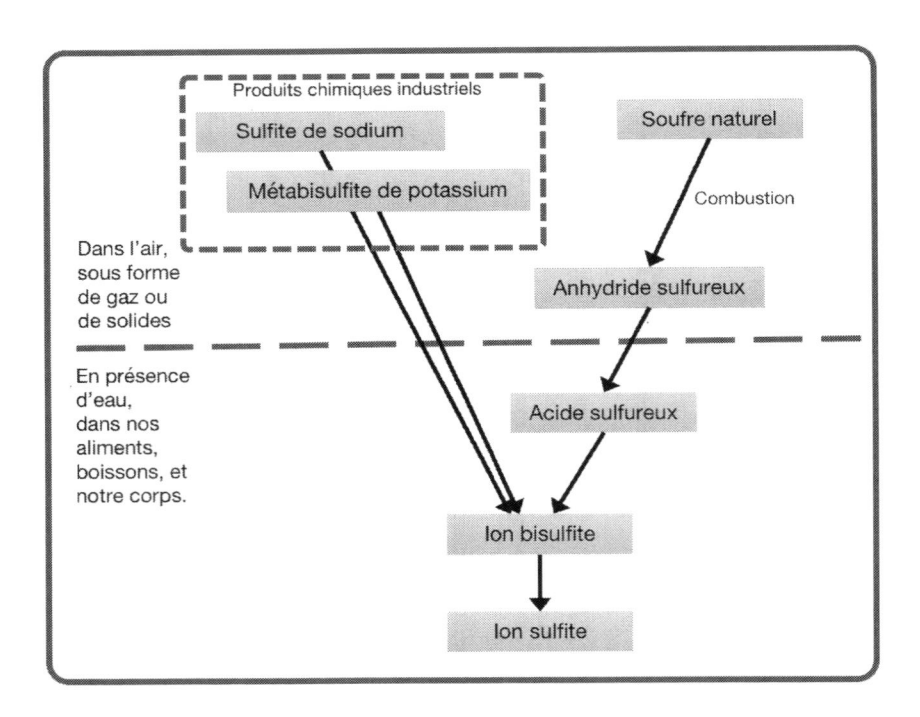

Les faux ennemis

Ce sont les produits dont le nom nous fait penser aux sulfites, mais qui ne nous posent pas de problèmes.

Les sulfates sont des produits fréquents dans l'alimentation et les cosmétiques. Les personnes normales transforment d'ailleurs les sulfites en sulfates avec l'enzyme sulfite oxydase.

Les sulfa sont des molécules composant plusieurs médicaments, dont la classe des antibiotiques sulfamides.

D'après mes recherches, les allergologues sont catégoriques : les problèmes de sulfites, de sulfates et de sulfa ne sont pas liés. Si nous avons une intolérance aux sulfites, nous n'avons pas forcément de problème avec les sulfates ou les sulfa.

Si nous avons des doutes à propos de ces substances, nous devons impérativement faire des tests particuliers pour chacune d'elles. C'est déjà assez compliqué d'éviter les sulfites, mieux vaut ne pas chercher à éliminer d'autres substances sans avoir les preuves de leur nocivité, sinon c'est l'échec assuré.

Les faux amis

Les sulfites sont nommés de façon différente selon leurs utilisations et leurs provenances. Certain de ces noms décrivent en détail la molécule chimique. Nous trouverons par exemple le "disodium pentaoxodisulfate" ou le "sodium sulfoxylate". Nous pouvons penser que ces produits sont des sulfates, et donc inoffensifs. En réalité, ce sont bien des sulfites composés de plusieurs molécules de sulfates. Il faudra apprendre à nous méfier, en particulier dans les cosmétiques. Nous en ferons la liste détaillée dans la partie consacrée à l'élimination.

Bertrand Waterman

PARTIE 2 : PROUVER MÉDICALEMENT NOTRE INTOLÉRANCE AUX SULFITES

Dans cette seconde partie, nous allons aborder une étape très importante. Il s'agit d'obtenir la preuve médicale de notre intolérance aux sulfites. Nous allons voir pourquoi c'est si important pour la suite. Nous allons comprendre pourquoi nous avons des dialogues de sourds avec les médecins. Nous verrons quels sont les obstacles à lever afin de mieux communiquer avec eux. Nous listerons tous les tests médicaux disponibles, et terminerons par l'approche à adopter afin d'obtenir l'aide de nos médecins pour les passer.

Bertrand Waterman

PRIORITÉ ABSOLUE

Déterminer avec certitude que les sulfites sont responsables de nos problèmes n'est pas simple pour plusieurs raisons que nous avons déjà évoquées.

Comme pour tout changement alimentaire, éliminer les sulfites demande des efforts et de la persévérance. Nous allons supprimer certains aliments, changer nos habitudes d'achat et de cuisine, éviter une partie des produits industriels, limiter nos choix au restaurant, ou nous abstenir de boire du vin si nous ne l'avons pas choisi nous-mêmes.

Nous n'avons pas le choix, il n'existe pas de médicament contre les sulfites, et la seule solution pour vraiment se soigner est de les éliminer. C'est aussi une chance formidable puisque toutes les maladies n'ont pas une solution aussi simple et efficace.

Mais avant d'en arriver là, nous risquons de passer pendant plusieurs années à côté de la cause de nos problèmes, surtout si nos médecins ne s'intéressent pas aux sulfites et qu'ils nous orientent dans d'autres directions.

Nous risquons aussi de ne pas réussir à changer notre alimentation pour vraiment éliminer tous les sulfites.

Sans la preuve de notre intolérance aux sulfites

Nous allons faire des efforts pour éviter les principales sources de sulfites comme le vin, les fruits secs, et les autres aliments dont les sulfites sont signalés sur l'étiquette.

Comme les sulfites sont aussi cachés dans beaucoup d'autres aliments et boissons, nous allons continuer d'en consommer sans nous en rendre compte. Nous allons nous sentir mal, mais sans réaliser que les sulfites sont responsables.

Nous chercherons probablement à éliminer aussi le gluten, le lactose, ou d'autres produits. Nous aurons du mal à voir un lien clair entre ce que nous mangeons, et les effets sur notre santé de tel ou tel produit.

Tout cela va rapidement devenir très compliqué. Nous allons nous prendre la tête sur ce que nous devons manger ou éviter. Nous allons nous décourager et nous laisser envahir par une méfiance généralisée envers notre alimentation, sans pour autant voir notre santé s'améliorer.

Avec la preuve de notre intolérance aux sulfites

Avec la preuve médicale de notre intolérance aux sulfites, tout va devenir bien plus simple, et motivant.

Nous allons enfin avoir une explication aux problèmes de santé que nous avons depuis des années.

Nous savons ce que nous avons à faire pour nous en sortir, et rapidement voir des résultats concrets qui nous motiveront.

Nous répondrons avec assurance et conviction à nos médecins et pharmaciens qui nous disent que "l'allergie aux sulfites n'existe pas" et que "c'est dans notre tête que nous avons un problème".

Nous serons pris au sérieux par les généralistes, les dentistes, les anesthésistes, ou les dermatologues quand nous leur demanderons des médicaments et des anesthésiants sans sulfites.

Nous aurons une idée plus précise de la dose que nous pouvons supporter, et si nous pouvons par exemple boire une bière ou du vin bien choisi.

Nous allons forcément consommer des sulfites cachés, mais ces erreurs seront l'opportunité d'apprendre à mieux les éviter, et pas d'abandonner notre but.

Pour nos médecins comme pour nous, obtenir la preuve de notre intolérance aux sulfites est primordial. La très bonne nouvelle, c'est qu'il existe plusieurs tests médicaux pour ce faire.

DIALOGUE DE SOURDS AVEC LES MÉDECINS

La mauvaise nouvelle, c'est que presque aucun médecin n'en parle spontanément. Si nous leurs posons la question, ils nous répondent trop souvent que cela n'existe pas. Tenez, regardez ce que des lecteurs me disent régulièrement :

Françoise : "J'ai parlé du livre de Bertrand et des sulfites à ma généraliste que je connais bien, qui n'est pas une débutante... Elle m'a dit que tout ça c'était de effets de "mode". Entre le gluten, les produits laitiers et les sulfites, et qu'on ne pouvait pas non plus se priver en permanence de tout ... Je suis ressortie un peu perplexe... On se sent seul..."

Anne-Marie : "Malheureusement...je témoigne comme Françoise que ma généraliste qui me "soigne" depuis plus de 10 ans m'a demandé l'autre jour : les sulfites c'est pour quoi au fait que vous y êtes allergique ?"

Djoura : "Mon ORL m'avait conseillé de consulter le Dr xxx à l'Hôpital. Je partais le voir plein d'espoir, je suis repartie avec plein de doutes... Il m'a dit qu'il n'y avait pas de tests pour les sulfites. Par contre après 10 minutes, il est revenu avec la photocopie de la photocopie presque illisibles des aliments contenant des sulfites et qui sont à éviter".

Jean-Pierre : "Je pense être allergique aux sulfites, c'est pour cela que j'ai acheté votre livre qui m'a conforté dans cette idée, mais je n'ai pas de certitude. En effet mon généraliste et la dermatologue consultés envisagent cette possibilité mais pensent qu'il n'y a rien à faire et que cela ne vaut pas le coup d'investiguer plus loin."

Je fais des recherches sur les sulfites depuis des années, et j'ai trop souvent entendu ce genre de refrain.

Comment discuter avec un médecin qui nous dit avec tant d'assurance que "l'allergie aux sulfites, ça n'existe pas", "qu'il n'y a pas de test", ou "qu'il n'y a rien à faire" ? Si nous insistons, certains nous enverront même promener en nous disant que ce sont eux qui portent la blouse blanche et qui ont fait les dix années d'études !

Nous ne pouvons pas nous laisser faire, et nous devons absolument être capables d'engager une conversation sérieuse avec nos médecins. Sinon, comment vont-ils pouvoir nous aider ? Vont-ils passer à côté de la cause de nos problèmes ? Vont-ils tenter de nous soigner à coup de médicaments inutiles ? Allons-nous rester malades pendant des années sans savoir pourquoi ?

Certainement pas ! Nous n'allons pas lâcher l'affaire...

Les Obstacles à lever

Nous allons commencer par clarifier les principales raisons des dialogues de sourds que nous avons trop souvent avec nos médecins.

Allergie et intolérance

Les allergies et les intolérances, c'est un vaste sujet, et beaucoup de monde en parle à tort et à travers.

C'est un sujet particulier pour nos médecins qui voient défiler toutes sortes d'allergiques dans leurs cabinets. Certains sérieux, mais d'autres "allergiques au gluten" depuis qu'ils ont lu leur magazine spécial ventre plat, "allergiques à leurs habits de travail" pour obtenir un arrêt maladie, ou encore "allergiques aux enfants du voisin" pour obtenir des somnifères.

Lorsque nous arrivons dans leur cabinet avec notre allergie aux sulfites, le risque est grand qu'ils nous rangent dans la catégorie des "allergiques à tout et n'importe quoi". Nous allons donc devoir nous exprimer précisément.

L'allergie aux sulfites, ça n'existe pas !?

En tant que patients, nous parlons spontanément d'allergie quand nos symptômes sont plutôt rapides et liés à des problèmes de peau ou de muqueuses (sinus, nez, gorge). Nous parlons plutôt d'intolérance quand nos symptômes sont plus lents et liés à des problèmes digestifs (ballonnement, diarrhées).

De leur côté, nos médecins utilisent les mots d'allergie ou d'intolérance au sens médical, pour parler du mécanisme biologique qui provoque les symptômes. Cette différence est déjà une grande source de malentendu, d'autant plus que l'allergie véritable aux sulfites n'existe pas vraiment !

L'allergie, c'est quand notre système immunitaire réagit à une protéine étrangère appelée "allergène" qui pénètre dans notre corps. Il libère des anticorps qui se lient aux allergènes pour les désactiver. Ces anticorps déclenchent la libération d'autres molécules, comme l'histamine, les leucotriènes et les prostaglandines. Ce sont ces molécules qui provoquent les réactions allergiques, et elles sont de deux types :

- L'allergie immédiate ou de type I. Elle est caractérisée par des réactions allergiques immédiates, de quelques secondes à quelques minutes, et peut conduire au fameux et dangereux choc anaphylactique. Les marqueurs de ces allergies sont les anticorps IgE.
- L'allergie retardée ou de type III. Elle est caractérisée par des réactions allergiques retardées, jusqu'à trois jours après la consommation d'un aliment déclencheur. Les marqueurs de ces allergies sont les anticorps IgG.

On est allergique à des allergènes particuliers. Les tests sur la peau ou avec les prises de sang sont faits sur des listes précises d'allergènes. Si l'on est positif aux acariens, on est allergique aux acariens, mais pas au gluten, ni au lait, ni aux sulfites.

Nos médecins ont raison sur un point quand ils nous disent que "l'allergie aux sulfites n'existe pas". Les problèmes causés par les sulfites ne mettent pas en œuvre une réponse du système immunitaire, comme pour les vraies allergies. Même si les symptômes sont de type allergique, on ne peut donc pas parler d'allergie aux sulfites au sens médical du terme.

Nous parlerons donc d'intolérance aux sulfites

Cela ne va pas résoudre pour autant nos problèmes de communication. Les seules intolérances prises au sérieux par les médecins sont l'intolérance au gluten dans le cadre de la maladie cœliaque, et l'intolérance au lactose.

Pour le reste, l'utilisation du mot intolérance n'a pas beaucoup de crédit à leurs yeux. C'est surtout un mot à la mode qui fait déferler chez eux des malades souvent imaginaires. Seuls les médecins spécialistes en allergologie utilisent le mot d'intolérance pour parler des allergies retardées de type III.

Comme en l'état actuel des connaissances médicales, l'intolérance aux sulfites n'est ni une allergie immédiate, ni une allergie retardée, les médecins non spécialistes ne nous prendrons pas plus au sérieux.

Résumons la situation

Nous risquons d'agacer nos médecins en parlant à tort d'allergie aux sulfites, ou bien d'intolérance qu'ils ne prennent pas au sérieux. Cette conversation leur a fait perdre dix minutes et leurs prochains patients sont déjà dans la salle d'attente. Ils sont maintenant pressés de faire leur métier.

Ils vont donc s'intéresser uniquement à nos symptômes pour nous prescrire les médicaments qui peuvent nous soulager. Ils se disent sincèrement que c'est le mieux qu'ils puissent faire. Ils viennent malheureusement d'abandonner l'idée d'explorer la cause potentielle de nos problèmes.

Nous n'allons pas lâcher l'affaire…

Les médecins ne sont pas compétents en alimentation

La solution au problème des sulfites repose essentiellement sur l'alimentation qui en est la principale source, et dans une moindre mesure sur les médicaments et les cosmétiques.

L'enseignement en faculté de médecine sur l'alimentation et la nutrition est superficiel. Après leurs études, les médecins doivent faire un chemin personnel dans le domaine pour être compétent. La grande majorité ne le font pas.

Le système de santé les incite à prescrire des statines, des antidiabétiques et d'autres médicaments, plutôt que de parler d'alimentation avec leurs patients. Les cours de Bourse des laboratoires pharmaceutiques apprécient, les patients beaucoup moins.

C'est d'autant plus regrettable et ironique qu'avant de commencer à exercer, les médecins prêtent traditionnellement le serment d'Hippocrate, texte fondateur de la déontologie médicale. Hippocrate disait par exemple "Que ton aliment soit ta première médecine".

La solution se trouve donc en dehors des centres d'intérêt de la plupart de nos médecins. Nous pouvons nous tourner vers ceux qui mettent l'alimentation au centre de la santé, et de leur pratique médicale. Ce sont des médecins généralistes qui ont acquis une compétence complémentaire et exercent en tant qu'homéopathes, phytothérapeutes, acupuncteurs, ou spécialistes en nutrithérapie.

Les médecins ne connaissent pas l'industrie agroalimentaire

Les industriels de l'agroalimentaire jouent avec les lois, et notamment celles sur les auxiliaires technologiques, pour mettre des sulfites là où ils ne sont pas censés être. Les médecins sont comme nous et n'en savent rien.

Le métier de médecin est assez compliqué comme cela et nous ne pouvons pas en plus leur demander d'être des spécialistes de l'industrie agroalimentaire et de ses dérivés.

Les médecins font confiance aux recommandations des comités d'experts en toxicologie qui étudient les additifs alimentaires comme les sulfites. Néanmoins, ces scientifiques ont des moyens d'étude limités pour un nombre considérable d'additifs. Ils sont en plus soumis à la pression des lobbies agroalimentaires et pharmaceutiques.

Pour vous donner un exemple, il a suffi de tests effectués sur quelques dizaines de rats et de lapins pour qu'ils déclarent les sulfites inoffensifs dans des cosmétiques qui sont utilisés pendant des années par des millions de personnes.

Leur logique, c'est qu'après avoir autorisé un additif, ils attendent de voir ce qu'il se passe sur le terrain. Si 98 % de la population n'a apparemment aucun problème avec, c'est que tout va très bien. Pour le reste, on verra bien plus tard s'il y a finalement des problèmes qui remontent du terrain, s'il y a des budgets pour faire des études complémentaires, et si, et si, et si.

Tout cela peut prendre des dizaines d'années avant que l'additif en question soit réexaminé. Les sulfites qui produisent des effets diffus et sournois que nous avons nous-mêmes du mal à identifier ne vont pas facilement déclencher les alertes.

Pourtant, c'est ce qui vient de se passer : en avril 2016, l'Autorité européenne de sécurité des aliments annonce qu'elle mènera, d'ici 2020, des études complémentaires sur la toxicité des sulfites, les données scientifiques actuellement disponibles étant jugées trop limitées.

Les médecins ne connaissent pas les recherches en cours

En France, la formation initiale des médecins dure entre neuf et treize ans selon la spécialisation. Les professionnels estiment qu'au bout de sept ans, la moitié des connaissances du médecin sont obsolètes. Le code de déontologie médicale oblige les médecins à entretenir et à perfectionner leurs connaissances. Mais la mise en œuvre reste problématique comme on peut le voir dans les dispositions professionnelles de 1998 sur la FMC (Formation médicale continue) et les dispositions de 2013 sur la DPC (Développement professionnel continu).

Nous ne devons pas être étonnés si les médecins ne sont pas au courant des recherches en cours sur les sulfites. Et pourtant, elles ne sont pas si récentes.

Dans les années 1980 aux É.U. et au Canada, une série de décès a été causée par l'utilisation massive de sulfites dans les self-services de crudités qui sont dans presque tous les supermarchés.

Ils ont alors été identifiés comme un danger mortel à forte dose. Ils ont été interdits sur les fruits et les légumes frais, l'étiquetage est devenu obligatoire, et les clients intolérants sont mieux informés. Les autorités sanitaires publient chaque semaine des alertes sur la présence de sulfites non déclarés ou sur des doses dépassées dans certains aliments.

Les médecins prennent au sérieux le problème et si l'allergie véritable n'est pas prouvée, ce n'est pas un sujet qu'ils abordent avec leurs patients. Les sulfites sont sur les listes officielles des produits allergiques, et notés dans les dossiers médicaux.

En Europe et en France, des services de pneumologie et d'allergologie sont à la pointe de la recherche sur les sulfites, comme celui du CHU d'Angers avec le Docteur Martine Drouet.

Si les mécanismes d'action des sulfites ne sont pas encore identifiés avec certitude, les problèmes qu'ils causent sont bien connus, prouvés et documentés. Les tests de dépistage de l'intolérance aux sulfites ont été mis au point. Les résultats des recherches sont régulièrement publiés dans les revues médicales.

Bertrand Waterman

TESTS MÉDICAUX SPÉCIFIQUES

Maintenant que nous comprenons toutes les raisons qui nous empêchent de bien communiquer avec nos médecins, nous allons passer en revue les tests médicaux disponibles.

Ces tests vont nous permettre d'apporter la preuve médicale de notre intolérance, mais aussi du seuil de notre sensibilité. Cela sera très utile pour gérer notre dose quotidienne par la suite.

Il y a trois tests pour les intolérances aux sulfites : le prick test sur la peau, le dermopatch sur la peau, et le test de provocation à l'hôpital.

Le prick test

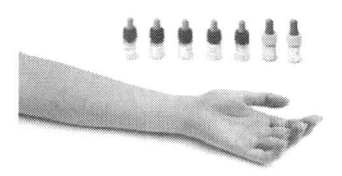

Ce test se fait chez tous les allergologues depuis longtemps pour une grande variété d'allergènes et se pratique aussi pour les sulfites et les métabisulfites. Il suffit juste que notre allergologue ait les flacons.

L'allergologue va nous "gratter" la peau du bras ou du dos avec une plume et déposer les substances potentiellement allergènes. Il va surveiller la réaction cutanée locale (rougeur, irritation, gonflement) dans les minutes qui suivent.

Ce test a pour objectif de mettre en évidence les réactions de "type allergique" immédiates. Il est très facile à réaliser et constitue une bonne première indication, mais nous savons que les réactions aux sulfites ne sont pas forcément immédiates.

Une réaction même minime est un signal d'alerte. Elle doit nous inviter à approfondir la question puisque nous savons que les sulfites peuvent provoquer des réactions retardées.

Une réaction, même légère, dans les 24 heures suivantes est aussi un signal d'alerte. Nous devons prendre des photos et en reparler avec notre allergologue.

Une absence totale de réaction n'est pas une réponse définitive. Nous devons approfondir la question si, par ailleurs, nous avons de très sérieux soupçons sur les sulfites. Le dermopatch est généralement le bon test à faire ensuite.

Le test dermopatch

Ce test plus récent s'appelle aussi l'epidermotest et se pratique également chez un allergologue.

La procédure est très simple et indolore. L'allergologue va nous appliquer une crème aux métabisulfites sur la peau, et la recouvrir d'un pansement que nous garderons trois jours.

Certains allergologues pratiquent ce test avec plusieurs types de sulfites sous plusieurs pansements.

Ils nous demandent ensuite de regarder sous le pansement tous les jours et de prendre des photos. D'autres nous demandent simplement de revenir au cabinet au bout de trois jours.

Ce test a pour objectif de mettre en évidence les réactions de "type allergique" retardées. Il est donc complémentaire au prick test. Il semble être de plus en plus pratiqué en première intention puisqu'il permet de mieux mettre en évidence une intolérance aux sulfites que le prick test.

Pour illustrer concrètement ces tests, voici deux témoignages :

Sophie : "Dans mon cas, le dermopatch a révélé une très grosse allergie retardée aux métabisulfites. Prick test + 20 min : pas de réactions. Dermopatch + 3 h : éternuements, écoulement nasal clair. Dermopatch + 12h : maux de tête persistants. Dermopatch + 24h : nausées. Dermopatch retrait après 3 jours : énorme réaction inflammatoire, démangeaisons, douleurs…"

Katia : "J'ai passé des tests chez mon allergologue en juin 2016 dans son cabinet libéral. Il m'a posé un patch hermétique pendant 48h. En enlevant le patch au bout de 48h, je devais le garder encore 48h à l'air libre. Les résultats ? Rien au bout de 48h, mais une grosse réaction les 48h suivantes…"

À ce stade, parler d'allergie ou d'intolérance n'a plus aucune importance, Sophie et Katia n'ont pas non plus besoin de passer un test de provocation. Elles ont la preuve indiscutable de leur intolérance aux sulfites.

Si nos résultats ne sont pas aussi clairs, mais que nos symptômes font bien penser aux sulfites, notre médecin ou notre allergologue peut ensuite nous orienter vers un test de provocation.

Le test de provocation

Le test de provocation aux sulfites est fait par des allergologues, mais uniquement en centre hospitalier, jamais en cabinet. La procédure est un peu plus compliquée :

Avant de passer ce test, notre état doit être stable (asthme contrôlé, pas de symptôme inhabituel au niveau du nez, pas d'infection en cours). Si nous prenons des médicaments, nous devons cesser d'en prendre quelques jours avant.

On commence par contrôler notre souffle, notre pouls et notre tension artérielle.

Ensuite, on nous fait boire toutes les trente minutes des doses progressives avec un peu d'eau et du citron, ou mélangées à de la compote.

Avant chaque nouvelle dose, le médecin contrôle notre souffle, notre pouls, notre tension ainsi que l'état de notre muqueuse nasale avec une caméra endoscopique si nous le consultons pour des problèmes O.R.L.

En l'absence de réaction, le médecin passe à la dose supérieure, jusqu'à une dose cumulée de 100 mg, soit deux fois la dose journalière admissible.

Ce test a pour objectif de mettre en évidence des réactions complexes de l'ensemble de notre organisme, et pas simplement au niveau de la peau comme les deux tests précédents.

Ce test va aussi mettre en évidence la dose de sulfites à partir de laquelle une réaction se déclenche en nous.

Les réactions à ce test sont variables. Le médecin peut conclure à notre intolérance aux sulfites, mais des doutes peuvent également subsister. Pour vous donner des exemples concrets, voici quelques témoignages :

Ghislaine : "J'ai fait un test de provocation aux sulfites au CHU. L'allergologue étant à la base sceptique sur la possibilité que ce soit les sulfites à l'origine de mes réactions, il m'a fait ingéré à l'aveugle 60 mg de sulfites avec de l'eau et du citron, le malaise a été immédiat. Un peu plus tard il m'a donné un placebo et je n'ai eu aucune réaction."

Agnès : "J'ai effectué des tests à l'hôpital dans le service d'allergologie. D'abord, le médecin était très perplexe face à ce que je lui ai dit de mes réactions aux sulfites. Je me suis entendu dire que c'était une mode et que je n'étais probablement allergique qu'à certains aliments. Il m'a fait une quarantaine de tests cutanés, tous négatifs... Alors il a accepté à contre cœur de me faire faire un test de provocation par absorption digestive progressive de sulfites mélangés dans de la compote de pomme. Ceci s'est passé sous surveillance par peak flow à la recherche d'un bronchospasme. Ils n'ont rien voulu prendre en compte de mes allers et retour aux toilettes, de l'énorme coup de pompe à m'endormir dans le fauteuil et de la gêne cutanée de type d'échauffement qui s'installait. Je suis sortie avec un courrier concluant à l'absence d'allergie aux sulfites et le soir même je faisais une magnifique crise d'asthme avec une superbe poussée d'eczéma. Le seul intérêt que j'ai tiré de cette aventure, c'est de préciser les troubles liés à mon allergie en plus de la gastrite et de la migraine. Je continue à exclure les sulfites de mon alimentation et tout va très bien pour moi…"

Bertrand : *"Ma réaction pendant les trois heures du test a été légère. Le médecin a donc conclu que j'étais faiblement réactif aux sulfites. Mais 24 heures plus tard, la grosse migraine et la congestion nasale m'ont prouvé que je réagissais fortement à une dose qui n'était "que" le double de la DJA. Depuis, j'évite au maximum les sulfites."*

Si ces résultats n'ont pas tous été 100 % convaincants du point de vue des médecins, chaque patient y a trouvé une confirmation de plus que les sulfites sont bien un problème.

Les tests sanguins

Vous avez probablement entendu parler des tests faits à partir d'une prise de sang. Nous allons voir leurs spécificités. Mais avant, soyons clair : ces tests ne servent à rien pour l'intolérance aux sulfites.

Nous savons que les réactions aux sulfites ne mettent pas en œuvre le système immunitaire, alors que ces tests mesurent justement les anticorps IgG et IgE produits par notre système immunitaire en présence d'allergènes. Ils ne prouvent donc rien quant à notre intolérance aux sulfites.

Que nous soyons positifs ou négatifs à ces tests, nous en savons plus sur nos allergies alimentaires, mais pas sur notre intolérance aux sulfites.

Si nous sommes positifs à ces tests et que notre médecin pense avoir trouvé la cause de nos problèmes, n'oublions pas de passer aussi les tests spécifiques aux sulfites que nous venons de voir.

Le Phadiatop

C'est l'une des marques les plus connues. Ce test est fait à partir d'une prise de sang pour mettre en évidence notre réaction aux principaux allergènes, mais sans faire de différence entre eux. C'est comme si nous étions testés pour un cocktail, mais sans connaitre le détail des ingrédients.

Ce sont les médecins généralistes ou les spécialistes comme les O.R.L. et les pneumologues qui nous le proposent lorsqu'ils soupçonnent un terrain allergique.

Si nous sommes positifs, ils nous orienteront vers un allergologue qui nous fera des tests plus approfondis afin de déterminer à quels allergènes spécifiques nous sommes allergiques.

Si nous sommes négatifs, ils concluront probablement que nous ne sommes pas allergiques et orienteront leurs recherches vers d'autres pistes.

Pourtant, cela ne prouve rien quant à notre intolérance aux sulfites.

L'Imupro

Voici une autre des marques les plus connues. Ce test est basé sur plusieurs prises de sang, et sert à mettre en évidence nos réactions spécifiques à toute une série d'allergènes. Le test Imupro vous permet par exemple de tester jusqu'à 270 allergènes.

Ces tests sont très intéressants pour rapidement cerner les aliments qui vous posent problème.

Le risque est que nos médecins et nous pensions que ce test englobe tous les causes possibles d'allergie, et perdions de vue le problème spécifique des sulfites.

Encore une fois, ce test ne prouve rien quant à notre intolérance aux sulfites.

Les tests sanguins "sulfites"

Enfin, j'ai eu connaissance de laboratoires qui proposent des tests sanguins qui sembleraient être spécifiques aux sulfites, comme par exemple un test intitulé "Histamine - Sulfite - DAO".

Nous ne sommes pas des spécialistes de l'analyse, et nous

pouvons penser que ce test va nous apporter une réponse valable. Nos médecins qui nous prescrivent ces tests peuvent également le penser. Ce serait une erreur.

La DAO est l'enzyme qui dégrade normalement l'histamine, et mesurer son taux dans le sang est effectivement un marqueur de l'intolérance à l'histamine.

Pour prétendre démontrer une intolérance aux sulfites, ce test fait l'hypothèse que l'histamine serait le médiateur de l'intolérance aux sulfites. Le petit problème est que cela n'a jamais été démontré scientifiquement.

Mettre 'Sulfite' dans l'intitulé de ce test est donc très limite puisqu'il n'a aucune valeur pour déterminer si nous sommes intolérants aux sulfites.

En conclusion

Les tests d'allergie ou d'intolérance faits à partir d'une prise de sang n'ont à ce jour aucune valeur pour apporter la preuve d'une intolérance aux sulfites. Ils sont très utiles pour cerner notre terrain allergique, mais que nous soyons positifs ou négatifs, ils ne doivent pas nous faire oublier notre objectif de faire la preuve de notre intolérance aux sulfites.

Les seuls tests valables sont les tests prick et dermopatch, et les tests de provocation spécifiques aux sulfites.

Les tests du métabolisme

Nous avons vu que le problème d'intolérance aux sulfites viendrait d'un problème de métabolisme. Notre corps n'arriverait pas à décomposer les sulfites en sulfates, et à les évacuer normalement.

Ce problème de métabolisme comporte deux facettes : un déficit en sulfite oxydase - l'enzyme qui sait décomposer les sulfites - et/ou un déficit en molybdène, le cofacteur dont la sulfite oxydase a besoin pour fonctionner.

Il peut alors être intéressant de mesurer ces différents éléments qui par leur présence ou leur absence permettent le bon fonctionnement de la dégradation des sulfites. Des tests sont possibles pour chacun d'entre eux.

Le molybdène

Comme pour d'autres métaux, la présence du molybdène dans notre organisme peut être testée par l'analyse minérale des cheveux.

Le cheveu fournit une bonne évaluation des concentrations, car les variations à court terme y sont faibles. Le cheveu est, en effet, une structure stable de l'organisme, qui pousse à une vitesse lente (1 cm par mois environ), se nourrissant des nutriments apportés à sa racine. Il fixe ces nutriments à la manière d'un enregistrement, selon les quantités qu'il reçoit, au moment où il les reçoit.

La valeur moyenne du molybdène dans les cheveux doit être comprise entre 0,1 et 1,3 ppm.

Les autorités sanitaires n'ont pas défini d'apports nutritionnels conseillés pour le molybdène, car les besoins sont largement couverts par l'alimentation. Néanmoins, ils doivent se situer aux alentours de 30 à 50 microgrammes chez l'adulte. A priori le molybdène n'est pas toxique, mais la limite de sécurité a quand même été fixée à 350 microgrammes par jour.

Si vous souhaitez faire ce type de test, je vous invite à en discuter avec votre médecin. Nous verrons plus tard qu'il est aussi possible de prendre des compléments de molybdène sous forme de molybdate d'ammonium.

La sulfite oxydase

Comme nous l'avons vu dans les cas extrêmes, le déficit en sulfite oxydase provoque une maladie grave appelée encéphalopathie. Cette maladie extrêmement rare a poussé les médecins à étudier en détail les mécanismes du déficit en sulfite oxydase, et à concevoir des tests.

Toutefois, je vous précise que ces tests sont exclusivement réalisés sur des personnes atteintes de cette maladie grave, et ne sont jamais proposés aux personnes qui sont simplement intolérantes aux sulfites. J'ai souhaité en parler ici afin de documenter les recherches sur ces mécanismes.

Le déficit en sulfite oxydase peut être diagnostiqué lorsque le test de détection des sulfites dans les urines est positif, ainsi que par la détection de concentrations plasmatiques basses d'homocystéine et de cystéine, et de taux élevés de thiosulfate et de S-sulfocystéine dans les urines.

Le diagnostic peut être confirmé par la mise en évidence de l'absence d'activité de la sulfite oxydase dans les fibroblastes de la peau, et par l'identification de la mutation en cause.

Le déficit en cofacteur à molybdène est responsable d'un phénotype clinique identique à celui lié au DSOI, mais il résulte de déficits combinés en sulfite oxydase, en xanthine déshydrogénase, et en aldéhyde oxydase.

En cas de déficit en cofacteur à molybdène, les taux de xanthine et d'hypoxanthine urinaires sont élevés et le taux sérique d'acide urique est généralement bas. Ces concentrations sont normales en cas de DSOI.

Le déficit en cofacteur à molybdène peut être confirmé en évaluant l'activité de la xanthine oxydase et en étudiant le cofacteur à molybdène dans des fibroblastes en culture.

Bertrand Waterman

OBTENIR L'APPUI DE NOTRE MÉDECIN

Nous allons maintenant conclure cette partie en voyant concrètement comment obtenir l'aide de notre médecin pour passer les tests d'intolérance aux sulfites.

Notre but est simple

Il s'agit d'obtenir un rendez-vous chez un allergologue pour passer le prick test et le dermopatch pour les sulfites.

Pour prendre ce rendez-vous, nous avons besoin d'une lettre de recommandation de notre médecin généraliste ou spécialiste. Sans elle, nous pourrions avoir beaucoup plus de mal à obtenir notre rendez-vous.

Nous allons donc obtenir le soutien de notre médecin pour qu'il rédige cette lettre, et qu'il nous aide à trouver un allergologue pratiquant les tests spécifiques aux sulfites.

Bien mener la conversation

Pour commencer, nous ne parlerons ni d'allergie, ni d'intolérance aux sulfites.

Nous parlerons en détail de tous les symptômes que nous ressentons, et le chapitre "Tous les effets sur notre santé" doit nous permettre de bien organiser cette explication.

Nous dirons avoir remarqué que ces problèmes se produisent régulièrement après avoir mangé des aliments ou bu des boissons spécifiques, et que ces aliments sont connus pour tous contenir des sulfites en plus ou moins grandes quantités. Notre médecin nous prendra encore plus au sérieux si nous avons régulièrement noté dans un carnet ce que nous avons mangé et quels en ont été les effets.

Nous expliquerons que nous nous sommes très sérieusement documentés sur les sulfites, et que nous savons que :

- C'est un problème étudié dans la plupart des services de pneumologie et d'allergologie des CHU, comme par exemple dans les CHU d'Angers, de Caen, de Toulouse, de Bordeaux, de Montpellier, de Reims, de Nancy, et de Lille.
- C'est un problème identifié par l'Anses depuis juin 2011 et le rapport EAT 2 sur l'alimentation et l'exposition aux additifs chimiques des Français. Les sulfites font partie des additifs surveillés.
- C'est un problème identifié par l'Autorité européenne de sécurité des aliments, qui a annoncé en avril 2016 qu'elle mènerait des études complémentaires sur la toxicité des sulfites d'ici 2020, les données scientifiques actuellement disponibles étant jugées trop limitées.
- Les tests d'intolérance spécifiques aux sulfites existent : le prick test et le dermopatch pratiqués par les allergologues, et le test de provocation pratiqué en CHU. Ces différents tests mettent en évidence les réactions de type allergique jusqu'à trois jours après l'ingestion de sulfites.

Si vous sentez que vous avez du mal à convaincre votre médecin que le problème des sulfites est tout à fait sérieux, vous pouvez lui demander de se renseigner sur les publications du docteur Martine Drouet à propos des sulfites.

Le docteur Martine Drouet est responsable du département pneumologie unité allergologie générale au CHU d'Angers. Elle est aussi membre de groupes de recherche en allergie médicamenteuse, directeur de la capacité d'allergologie et d'immunologie clinique, et membre du comité de rédaction des deux principales revues françaises en allergologie.

Nous conclurons en lui expliquant que nous ne sommes pas venus le voir pour soigner nos symptômes avec des médicaments, mais que notre objectif est de nous soigner en diminuant notre exposition aux sulfites pour adresser la cause probable de nos problèmes de santé. Comme ce changement d'alimentation demande des efforts, il est indispensable d'obtenir la preuve médicale de notre intolérance pour le réussir dans la durée.

Avec toutes ces explications, notre médecin devrait être plus motivé à nous aider. Nous lui demanderons alors son aide pour identifier un allergologue qui pratique les tests, et une lettre de recommandation pour obtenir un rendez-vous.

Identifier un allergologue qui pratique les tests spécifiques aux sulfites

S'il est prêt à nous aider, notre médecin ne sait probablement pas où s'adresser. Grâce aux lecteurs de la méthode et aux membres du forum, j'ai pu constituer une liste d'allergologues et de CHU qui pratiquent les tests spécifiques aux sulfites.

Liste des médecins allergologues qui font passer des tests spécifiques aux sulfites

Pays	Ville	Médecin	Coordonnées
Belgique	Halle	Docteur Erik Monsieur	Chaussée de Mons 101, 1500 Hal
Belgique	Liège	Docteur Bita Dezfoulian	CHU de Liège, B-4000 Liège
Belgique	Liège	Docteur Fanny Colson	CHU de Liège, B-4000 Liège
France	06 Nice	Docteur S Leroy	CHU Pasteur, service Pneumo Allergologie, 06001 Nice
France	14 Caen	Docteur Laurence Lepeltier	CHU de Caen, Service Allergologie
France	16 Angoulême	Docteur Jacques Petit	59 Avenue du Président Wilson, 16000 Angoulême
France	19 Brive-la-Gaillarde	Docteur Michel Boulègue	24 Quai Tourny, 19100 Brive-la-Gaillarde
France	31 Toulouse	Docteur Alain Didier	CHU Larrey, service Pneumo Allergologie, 31400 Toulouse
France	33 Bordeaux	Docteur Stéphane Guez	CHU Pellegrin Bordeaux, service Allergologie
France	34 Montpellier	Docteur Pascal Demoly	CHU de Montpellier, service Pneumologie et Allergologie
France	44 Châteaubriant	Docteur Dominique Bureau	8 Rue des Tanneurs, 44110 Châteaubriant
France	44 Nantes	Docteur Yann Dubreil	3 rue de Gorges, 44000 Nantes
France	44 Nantes	Docteur Geoffrey Gaillet	3 Rue Eric Tabarly, 44000 Nantes
France	44 Saint Nazaire	Docteur Clotilde Marty-Enguehard	Centre Hospitalier Saint Nazaire, service Pneumo Allergologie
France	44 Saint-Sébastien-sur-Loire	Docteur Philippe Dauptain	1 Rue de la Chesnaye, 44230 Saint-Sébastien-sur-Loire
France	49 Angers	Docteur Martine Drouet	CHU d'Angers, service Pneumo Allergologie
France	49 Angers	Docteur Françoise Boix	78 rue de la Chalouère, 49100 Angers
France	49 Saumur	Docteur Marie-Christine Saint Cast	11 Rue Colbert, 49400 Saumur
France	51 Reims	Docteur Jeanne Perotin-Collard	CHU de Reims, service Pneumo Allergologie
France	53 Laval	Docteur Martine Danielou	20 Rue des Ridelleries, 53000 Laval
France	54 Nancy	Docteur Jean-luc Schmutz	CHRU de Nancy Brabois, service Dermathologie Allergologie
France	56 Hennebont	Docteur Philippe Struillou	2 Rue Maréchal Joffre, 56700 Hennebont
France	59 Lille	Docteur Roussel Cortot	2 Rue du Priez, 59800 Lille
France	59 Lille	Docteur Benoit Wallaert	CHR Lille Albert Calmette, Service Pneumo Allergologie, 59000 Lille
France	65 Tarbes	Docteur Jacques Gayraud	2 Rue Beraldi, 65000 Tarbes
France	69 Lyon	Docteur Françoise Bouteloup	8 place Bellecour, 69002 Lyon
France	75 Paris	Docteur Amandine Vial-Dupuy	Groupe Hospitalier Paris-Saint Joseph, service Pneumo Allergologie
France	75 Paris	Docteur Albane Dandolo	Groupe Hospitalier Paris-Saint Joseph, service Pneumo Allergologie
France	75 Paris	Docteur Marie-Laure Megret Gabeaud	Groupe Hospitalier Paris-Saint Joseph, service Pneumo Allergologie
France	95 Eaubonne	Docteur Daniel CAILLOT	130 Chaussée Jules César, 95600 Eaubonne
Québec	Sherbrooke	Docteur Dominique Anna	1815, rue King Ouest, bureau 200, Sherbrooke

Si nous ne sommes pas à proximité de l'un d'eux, notre médecin peut prendre contact avec le CHU le plus proche afin d'obtenir une recommandation pour un allergologue plus près de chez nous.

Notre médecin pourra aussi nous expliquer comment l'assurance maladie peut prendre en charge notre déplacement afin de passer ces tests s'ils ne sont pas disponibles près de chez nous.

Si malgré toutes ces recommandations, notre médecin ne prend toujours pas le problème au sérieux, le plus simple est d'en changer et de nous orienter vers un médecin généraliste homéopathe ou naturopathe. Il sera bien plus à notre écoute et sensible aux problèmes d'alimentation et d'additifs chimiques.

Une fois chez l'allergologue

Si tout s'est bien passé, nous avons rendez-vous avec un allergologue compétent sur le sujet des sulfites.

Tout commence par une consultation très poussée où il nous questionne sur nos symptômes et nos habitudes alimentaires pour établir une présomption d'intolérance aux sulfites et d'allergie à d'autres substances.

Il peut nous proposer des prick tests pour plusieurs allergènes, incluant un test aux sulfites et aux métabisulfites, et nous proposer également un test dermopatch spécifique.

L'allergologue nous fera au minimum le dermopatch qui met en évidence les réactions de type allergique retardées, les plus fréquentes avec les sulfites. Nous sommes enfin entre de bonnes mains.

Une petite mise en garde tout de même : nous devons être bien certains que cet allergologue est compétent sur le sujet des sulfites, et ne pas nous laisser embarquer dans d'autres tests sous prétexte qu'en fait, il ne s'occupe pas des sulfites !

Nous aurions vite fait de passer plusieurs mois sans avoir de réponse claire au sujet des sulfites. Restons vigilant.

Bertrand Waterman

PARTIE 3 : IDENTIFIER LES SULFITES CACHÉS

Dans cette partie, nous allons apprendre où se cachent vraiment les sulfites. Il ne suffit pas de lire les étiquettes et de chercher le mot sulfite ou les codes E220 à E228 pour les éviter. Nous allons voir à quoi ils servent et où ils se trouvent vraiment dans notre alimentation, nos boissons, nos cosmétiques et nos médicaments.

Nous risquons de trouver cette partie décourageante en découvrant la quantité faramineuse de sulfites présents dans notre quotidien. Rassurons-nous : si dans cette partie, nous discutons du problème afin d'en prendre la mesure et de devenir plus méfiants, nous discuterons en détail de la solution dans la partie suivante pour concrètement choisir nos aliments, nos boissons, nos cosmétiques et nos médicaments afin d'ingérer le minimum de sulfites.

Bertrand Waterman

UTILISATIONS DES SULFITES

Dans ce chapitre, nous allons voir à quoi servent les sulfites pour mieux comprendre où ils sont susceptibles d'être cachés. Nous verrons alors pourquoi certains types d'aliments, ou bien certaines formes de conservations, sont à éviter. Nous ferons mieux la différence entre les informations qui cherchent à nous embrouiller et celles qui sont là pour nous aider.

Les sulfites, c'est en quelque sorte le couteau suisse des industriels de l'alimentaire, des cosmétiques et de la pharmacie. Nous allons passer en revue leurs "fantastiques" pouvoirs.

Conservateurs

Les sulfites font partie de la famille des conservateurs, aussi appelés antioxydants ou antioxygènes.

Les sulfites sont utilisés pour empêcher l'altération et la décoloration des produits pendant leur entreposage et leur distribution. Les sulfites captent les molécules d'oxygène et les emprisonnent pour qu'elles ne puissent plus oxyder les aliments.

Le dioxyde de soufre (SO_2) est utilisé pour fumiger les fruits et légumes avant leur conditionnement afin d'empêcher qu'ils ne pourrissent. Il peut également être libéré tout au long du transport par des emballages spécialement prévus à cet effet.

Par exemple, les litchis sont mis dans une caisse à la base de laquelle on enflamme du soufre. Celui-ci se transforme en dioxyde de soufre et pénètre les litchis en leur donnant une couleur jaune. Au contact de l'eau présente dans les litchis, ce dioxyde de soufre se transforme en sulfites. Les litchis reprendront leur couleur normale pendant le transport et ne laisseront plus rien paraître une fois arrivés sur l'étal du supermarché.

S'ils sont vendus à l'étalage, il n'y aura probablement aucune mention des sulfites, alors que s'ils sont vendus emballés, les sulfites seront indiqués sur l'étiquette. Bien sûr, les litchis sont les mêmes et contiennent autant de sulfites.

Agents de blanchiment

Ils devraient plutôt s'appeler agents anti-brunissement. Leur fonction n'est pas de rendre les aliments plus blancs, mais d'empêcher qu'ils perdent leurs couleurs naturelles.

Prenons une pomme et coupons-la, elle va brunir en quelques dizaines de minutes :

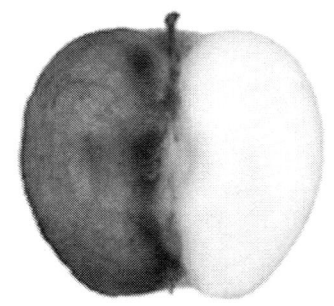

De nombreux aliments changent de coloration. C'est un phénomène de brunissement qui se produit au cours du vieillissement, pendant la fabrication ou la conservation. Ce brunissement est parfois recherché car il peut améliorer l'aspect et le goût d'un aliment, ou bien combattu pour lui faire garder son aspect de fraîcheur.

Il existe deux types de brunissement des aliments :

- Le brunissement non enzymatique également popularisé par les cuisiniers sous le nom de "réaction de Maillard". C'est le résultat d'une réaction de cuisson des saccharides.

- Le brunissement enzymatique pour les fruits et légumes, ainsi que certains crustacés, qui se produit spontanément et sans cuisson.

Les sulfites ont le pouvoir d'inactiver définitivement une enzyme, la polyphénol oxydase, et donc de bloquer cette réaction de brunissement enzymatique.

Pour les fruits et légumes

Les sulfites sont utilisés comme moyen de prévention du brunissement pour les fruits et légumes entiers ou prédécoupés. Ils sont traités par trempage, par vaporisation, ou par fumigation.

Pour les fruits et légumes frais : La dose maximale autorisée est de 30 mg/kg pour les fruits et de 50 mg/kg pour les légumes. Par exemple, les fruits tranchés ou les pommes de terre tranchées sont trempés dans une solution de bisulfite de potassium.

Pour les fruits et légumes surgelés : la dose maximale autorisée est de 500 mg/kg pour les fruits et de 50 mg/kg pour les légumes.

D'une manière générale, plus les produits sont de couleur claire, manipulés et découpés, et sensibles au brunissement, plus ils ont de risques d'être traités aux sulfites.

Pour les fruits secs : les fruits secs font partie des aliments traités avec les plus grosses quantités de sulfites. La dose maximale autorisée est de 1000 mg/kg et même de 2000 mg/kg pour les abricots. Les dépassements de doses sont également monnaie courante.

Voilà des abricots secs. À gauche ceux qui sont traités aux sulfites, de couleur orange vif, et à droite ceux qui ne sont pas traités, de couleur marron foncé :

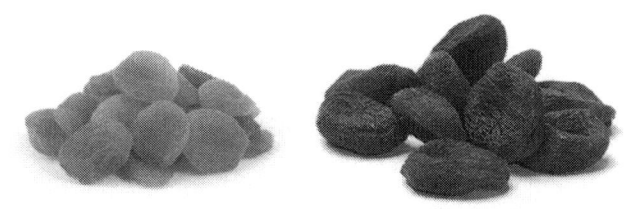

Lesquels avons-nous envie de manger ? Nous comprenons

maintenant l'intérêt des sulfites pour nous mettre en appétit, mais aussi que pour nous, un bon aliment ne doit plus se juger seulement à son apparence !

Pour les légumes secs et les légumineuses : avant d'arriver dans nos placards, ces légumes secs sont récoltés, séchés, transportés et stockés en grosses quantités dans des camions et des silos pendant plusieurs mois, avec tous les risques de moisissure qui vont avec.

La dose maximale autorisée est de 500 mg/kg. Les doses les plus fortes se trouvent surtout dans les champignons déshydratés et les légumes secs de couleur claire ou blanche comme les haricots blancs secs.

Pour les fruits de mer et les crustacés

Ces produits sont très sensibles au brunissement enzymatique appelé "Black Spot" par les professionnels. Les crevettes et autres crustacés sont généralement trempés immédiatement après la pêche dans une solution de bisulfite de sodium. Les sulfites sont aussi ajoutés en comprimés dans l'eau qui sert à la fabrication de la glace pour le transport et pour la présentation sur l'étal de votre poissonnier.

Les crevettes surgelées sont généralement bien étiquetées avec la mention des sulfites. Pour les produits vendus à l'étalage, crus ou cuits, ce n'est quasiment jamais le cas.

Stabilisateurs

Le rôle de stabilisateur des sulfites est utilisé pour les aliments fermentés. Cela concerne bien sûr le vin et la bière, mais aussi le pain et les viennoiseries - car la pâte qui lève est une fermentation - ou encore la choucroute et le thé qui sont aussi des aliments fermentés.

Les sulfites permettent de sélectionner certaines levures recherchées pour une fermentation particulière. Ils permettent aussi de tuer les levures naturelles pour les remplacer par des levures spécifiques.

Une fois que la fermentation a atteint le niveau désiré, les sulfites servent à figer le processus. Cela consiste à tuer les levures et autres bactéries pour arrêter la fermentation, et prévenir toute reprise possible si l'aliment en question contient du sucre.

Sulfites naturels

Les industriels qui utilisent beaucoup les sulfites nous parlent volontiers de sulfites "naturels", comme pour se dédouaner de ceux qu'ils ajoutent. Certains entretiennent en plus un flou artistique entre le soufre naturel, le soufre ajouté, et les sulfites.

Quelle est donc la réalité des sulfites "naturels" ? Et si certains aliments en contiennent, sont-ils aussi dangereux que les sulfites ajoutés ?

Ces questions méritent d'être clarifiées et je me suis lancé dans quelques recherches et tests.

À deux reprises, j'ai préparé des oignons et frotté une bande test sur la sève blanche qui remontait à la surface. Le résultat est positif dans les deux cas à 25 mg/L.

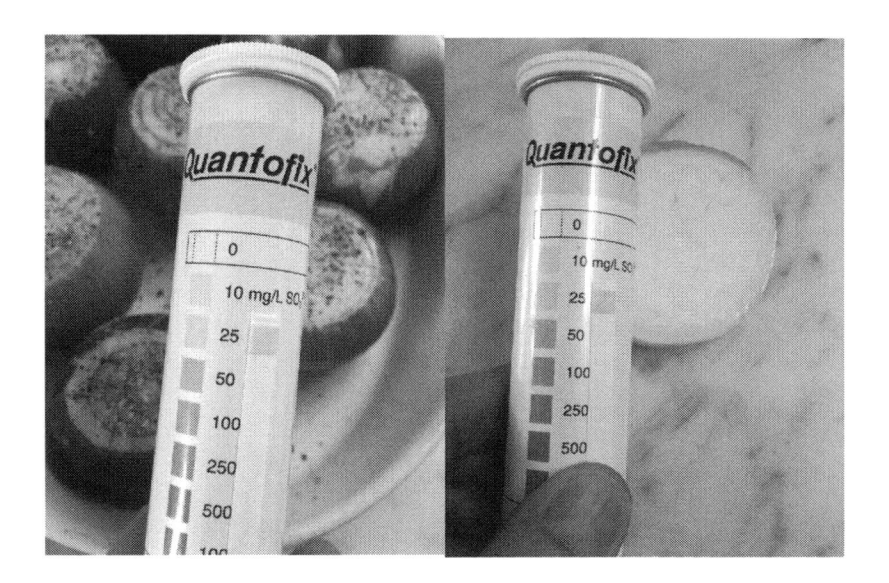

Comment être sûr que ces sulfites n'ont pas été ajoutés ? Eh bien j'ai fait ce test aux États-Unis où l'utilisation des sulfites sur les fruits et légumes est strictement interdite, sauf sur les pommes de terre.

On dirait bien que ces oignons contiennent des sulfites naturels.

En cherchant à remonter à une publication scientifique, réglementaire ou médicale, j'ai trouvé une étude très détaillée de nos amis Canadiens particulièrement intéressante (Source : www.canada.ca/fr/sante-canada/services/aliments-nutrition/rapports-publications/etiquetage-aliments/oignon-insuffisance-preuves-ajouter-liste-allergenes-alimentaires-prioritaires-canada-examen-systematique.html).

Ils ont étudié 411 publications scientifiques et retenu 36 d'entre elles afin de déterminer si l'ail et l'oignon devaient être classés comme allergènes prioritaires. Leur but est d'identifier des problèmes d'allergie pour les inclure dans la liste "Étiquetage amélioré des sources d'allergènes alimentaires, de gluten, et des sulfites ajoutés". Vous noterez qu'ils mentionnent spécifiquement les sulfites. Cette étude est très détaillée sur les composés chimiques de l'ail et de l'oignon, et sur les réactions qui se produisent. Leur conclusion est la suivante :

"Bien que des observations scientifiques permettent de présumer que certaines personnes subissent des réactions graves à la suite de l'ingestion d'ail et (ou) d'oignon, la prévalence des allergies à l'ail et (ou) à l'oignon chez les enfants et chez les adultes demeure inconnue, et les données cliniques sont insuffisantes pour établir une relation de cause à effet crédible pour l'allergénicité de l'ail et (ou) de l'oignon par la voie orale".

Les Canadiens sont donc pointilleux sur les sulfites et sur les oignons, et ils ne trouvent rien à dire. C'est donc que les oignons ne contiennent pas de sulfites ? Mais alors, comment expliquer le résultat positif à mes tests ?

Il n'y a pas trente-six possibilités :

- Les oignons sont sulfités industriellement et illégalement parce qu'ils sont blancs et que cela améliore leur conservation.

- Les oignons frais et bruts contiennent naturellement des sulfites que l'étude canadienne n'a pas mis en évidence.

- Les bandelettes de test que j'utilise réagissent à d'autres molécules, comme l'explique la notice (S2, SO4, S2O3), et le résultat est donc un faux positif.

Selon moi, c'est la dernière explication qui est la bonne : les oignons sont chargés en soufre et en autres composés soufrés, et le résultat du test est un faux positif.

Si de nombreuses personnes intolérantes aux sulfites parlent de problèmes avec les oignons, c'est peut-être lié au mauvais fonctionnement du système digestif dû à l'irritation de leur muqueuse intestinale par les sulfites. Cette fermentation excessive d'aliments riches en soufre comme les oignons génère alors des sulfites en quantités significatives.

Pour l'ail, la quantité étant bien plus faible, je ne m'en préoccupe pas plus que cela.

Pour conclure sur la présence "naturelle" des sulfites, je pense à ce stade que dans "des conditions normales de température et de pression" comme disent les scientifiques, la synthèse naturelle de sulfites est minime.

Nous ne devons pas craindre les sulfites naturels, et nous ne devons pas nous laisser abuser par ceux qui nous en parlent. Ils ont surement quelque chose d'autre à nous cacher. C'est le cas des professionnels du vin, et nous allons voir qu'avec tout ce qu'ils ajoutent comme sulfites, ils se moquent vraiment de nous quand ils parlent des sulfites naturels.

Il est prudent d'éviter les aliments riches en soufre pendant les premiers mois où nous commençons à éviter les sulfites tant que notre système digestif reste fragile.

Lorsque nous sentirons que grâce à l'éviction des sulfites, notre système digestif fonctionne beaucoup mieux, nous pourrons à nouveau consommer des aliments riches en soufre, et observer le résultat.

Ils sont donc un peu partout

Nous venons de voir combien les sulfites sont actifs, pratiques et polyvalents pour l'industrie alimentaire.

Les industriels de l'alimentation se félicitent du fait que la concentration peut atteindre 5000 mg/kg sans apparition de mauvais goût, mais notent au passage que le principal inconvénient de cette technique est la non-élimination totale du SO2 !

Nous comprenons que les sulfites sont avant tout des produits chimiques ajoutés, et pas des produits naturels.

Ils sont utilisés de la même façon dans les industries cosmétique et pharmaceutique, et nous y reviendrons.

LISTES D'ALIMENTS SANS SULFITES

Toutes ces explications, c'est intéressant, mais ce que nous voulons, c'est surtout la liste des aliments à éviter ! D'ailleurs, on en trouve assez facilement sur internet ! Et pourquoi pas une liste d'aliments sans sulfites ?

Cette demande est bien légitime, et j'ai bien sûr cherché ce type de liste moi-même. Mais, il y a plusieurs problèmes :

Le premier problème est celui d'internet où souvent, les bloggeurs se contentent de copier des informations sans forcément bien les comprendre. Ce petit jeu s'apparente rapidement à celui du téléphone arabe où tout est transformé, déformé, et ne veut plus dire grand-chose.

Si nous avons la chance de tomber sur une liste originale publiée par une personne sérieuse et compétente, elle est soit trop simple, soit au contraire trop compliquée.

Les listes trop simples

Prenons comme exemple la liste disponible sur le site www.cicbaa.org. Cette association tout à fait sérieuse a été créée en 1993 et regroupe 630 membres qui sont des médecins allergologues, des chimistes et des immunologistes.

Voici la liste qu'elle publie pour les sulfites : www.cicbaa.org/pages_fr/regimes/sulfites.html.

Si nous enlevons la liste des sulfites et la partie sur le vin, cette liste fait le tour de la question en 360 mots. Autant vous dire que ce n'est pas une vue à 360° du problème, loin de là.

Elle nous parle par exemple des fruits secs et du jus de citron qui ont les doses de sulfites les plus élevées de leur tableau. En réalité, voilà ce qu'il faut savoir pour pouvoir faire ses courses correctement :

- Pour les abricots secs : les abricots secs industriels à la belle couleur orangée en contiennent beaucoup. Ceux en provenance de Turquie ont régulièrement fait l'objet d'interception aux frontières pour des dépassements de dose, alors que la limite autorisée de 2000 mg/kg est déjà énorme. Il y a donc un risque important qu'ils en contiennent des doses colossales. Par contre, les abricots secs biologiques de couleur marron foncé n'ont pas de sulfites et nous pouvons les manger sans problème.
- Pour le jus de citron : les petites bouteilles de jus de citron prêtes à l'emploi en contiennent beaucoup. Le citron confit dans la saumure en contient une bonne dose. Mais frais, il n'en contient pas et il constitue une très bonne solution pour remplacer le vinaigre dans les sauces.
- Pour les pommes de terre : elles sont naturellement blanches et peuvent s'acheter fraiches, sous vide, ou surgelées, à l'état brut, juste épluchées, ou transformées en frites, en purées instantanées, ou en chips. Elles contiennent toutes des sulfites, et plus elles seront transformées, plus la dose est importante. Les frites surgelées et les purées instantanées sont à éviter. Le plus sûr est de les acheter fraiches directement chez un petit producteur local, ou par une Amap, et encore, il faudra les tester.

En résumé, cette liste simpliste est éventuellement utile à des personnes normales afin de ne pas dépasser la dose journalière admissible (DJA). Néanmoins, elle est totalement insuffisante pour des personnes intolérantes qui ont une limite de sulfites située à 50 % ou à 10 % de la DJA des personnes normales.

Les listes trop compliquées

À l'opposé, nous trouvons sur internet des listes très détaillées avec toutes sortes d'aliments interdits ou autorisés.

Dans un premier temps, ces listes nous réconfortent. Elles nous donnent l'impression d'avoir enfin trouvé une liste d'aliments dans lesquels nous pouvons avoir confiance. Mais il y a plusieurs problèmes :

- Les personnes qui publient ces listes ont souvent une sensibilité extrême aux sulfites et leur approche est particulièrement radicale. Nous devons savoir que si éliminer 90 % des sulfites demande certains efforts, il faut en faire autant pour éliminer les 9 % additionnels. C'est deux fois plus difficile d'éliminer 99 % des sulfites que d'en éliminer 90 %. Nous verrons plus tard que nous avons chacun une dose acceptable de sulfites que nous devons gérer au quotidien. Si nous nous lançons dans l'élimination de 99% des sulfites alors que nous n'avons besoin que d'en éliminer 90%, nous courrons le risque d'échouer.

- Les personnes qui publient ces listes ont parfois de multiples sensibilités ou allergies alimentaires. Elles mélangent plusieurs types d'aliments interdits, et pas seulement ceux qui contiennent des sulfites. Elles ne sont donc pas toujours adaptées à notre situation personnelle et souvent bien plus contraignantes que nécessaire.

- Ces listes sont tellement restrictives qu'il est difficile de s'y tenir dans la durée. La difficulté pour rester motivé augmente exponentiellement avec les restrictions. Ces efforts démesurés peuvent nous rendre malheureux, et nous faire échouer rapidement.

Voilà pourquoi, comme je vous le disais en introduction de la méthode, nous devons apprendre à identifier les sulfites dans notre environnement et à gérer la dose qui ne nous pose pas de problème, plutôt que d'appliquer une liste trop simple, ou trop compliquée, et finalement inadaptée à notre situation.

Bertrand Waterman

LOIS ET RÈGLEMENTATIONS

Dans ce chapitre, nous allons passer en revue les lois et les règlements qui définissent comment les sulfites peuvent être utilisés par les industriels. Les lois ne sont jamais noires ou blanches. Elles sont le résultat de négociations entre :

- Les hommes politiques soucieux du bien-être du public, en mettant bien évidemment l'accent sur ce qui est visible et qui leur rapporte des voix aux prochaines élections.
- Les experts scientifiques fiers de leurs connaissances, et faibles de leurs ignorances.
- Les industriels soucieux de leurs activités commerciales, et de leurs profits.
- Les habitudes et usages avant qu'une nouvelle loi soit mise en place.

La lecture de ce chapitre est optionnelle, et si nous la trouvons rébarbative, nous pouvons passer directement au chapitre suivant. Nous parlerons des lois assez connues sur les sulfites utilisés en tant qu'additifs alimentaires, et nous parlerons aussi des lois beaucoup moins connues sur les sulfites utilisés en tant qu'agents technologiques. Nous comprendrons mieux toutes les subtilités des règlements avec lesquelles les industriels jouent. Nous verrons enfin si les lois nous protègent réellement.

Pour l'alimentation

En France, la première réglementation visant les substances

ajoutées aux denrées alimentaires date du début du XXe siècle avec la loi de 1905 sur la répression des fraudes et son décret d'application du 15 avril 1912. Les sulfites sont réglementés comme additifs alimentaires mais aussi comme auxiliaires technologiques. Nous allons voir tout cela en détail.

Comme additif alimentaire

Dans le cas des produits utilisés comme additifs, arômes et enzymes, le dispositif est européen : il s'agit du paquet de règlements appelé "Paquet Améliorants" dont le pivot est constitué par le règlement CE 1331/2008 qui établit une procédure commune d'autorisation.

Celui-ci est complété par trois règlements qui contiennent chacun la liste des produits autorisés : 1332 pour les additifs, 1333 pour les arômes, et 1334/2008 pour les enzymes.

Le règlement sur les nouveaux aliments CE 258/97 est actuellement en cours de révision et devrait s'y ajouter prochainement.

Un additif alimentaire peut être une substance chimique artificielle, mais aussi une substance "naturelle". C'est par exemple le cas de l'acide ascorbique ou E300, qui n'est rien d'autre que de la vitamine C. Pour être précis, il est probable que cette vitamine C soit de synthèse, c'est-à-dire fabriquée chimiquement et non pas extraite d'un fruit. Toutefois, la molécule est exactement la même que la vitamine C naturelle.

Un additif alimentaire doit obtenir une autorisation de mise sur le marché. La demande est faite par l'entreprise qui souhaite vendre cet additif auprès des autorités sanitaires européennes ou françaises.

L'AESA est l'Autorité européenne de sécurité des aliments et l'Anses est l'Agence nationale de sécurité sanitaire de l'alimentation, de l'environnement et du travail. Elles procèdent à une évaluation des études de risques qui doivent démontrer que la substance est inoffensive pour les consommateurs.

Lorsque l'additif est autorisé, il est inscrit sur une liste positive qui comporte un peu plus de 300 additifs. Chaque additif a un code composé de la lettre E suivie de 3 ou 4 chiffres. Les substances qui ne sont pas inscrites sur cette liste sont interdites.

L'additif doit être mentionné sur l'étiquette sous son nom ou son numéro, et avec sa fonction. Par exemple "Conservateur : sulfite de sodium" ou "Conservateur : E220". Les produits fabriqués avec des additifs ne peuvent pas afficher les mentions "sans conservateur" ni "sans conservateur ajouté". Nous verrons que les industriels ont quelques astuces à ce sujet.

Depuis août 2005, la déclaration de la présence de sulfites est obligatoire dès que leur concentration atteint 10 mg/kg ou 10 mg/L exprimée en SO2 dans un aliment (Source : décret n° 2005-944 du 2 août 2005), mais sans mentionner la dose réelle dans le produit. Elle peut donc être de 11 mg/kg ou bien de 500 mg/kg et nous n'en savons rien.

Depuis novembre 2005, les bouteilles de vin doivent mentionner la présence de sulfites si la teneur en sulfites est supérieure à 10 mg/L sur l'étiquette en écrivant "contient des sulfites". Encore une fois sans préciser la dose réelle.

Nous voyons que les lois relatives aux sulfites sont assez récentes. Globalement, la France est en retard par rapport au Canada et aux États-Unis en termes de lois, d'information et de restriction sur les sulfites.

Dès 1981, un nombre croissant de rapports montre que certains aliments traités peuvent provoquer des réactions allergiques chez certains sujets asthmatiques. D'autres effets tels que des chocs anaphylactiques, des urticaires, des nausées ou des diarrhées ont été observés cliniquement chez certains sujets, mais les liens avec l'ingestion des aliments traités ne sont pas clairement établis. Des cas d'intoxication dus aux dégagements gazeux de dioxyde de soufre au cours du traitement des crevettes ont été relevés.

Jusqu'en 1986, la Food and Drug Administration (FDA) classait les sulfites dans les additifs alimentaires non toxiques. Les commissions d'experts de l'Organisation Mondiale de la Santé (OMS) déclaraient alors qu'un homme de 60 kg pouvait ingérer quotidiennement jusqu'à 42 mg de sulfites sans danger.

En 1986, il y a eu une série de décès dus à des réactions allergiques aux sulfites dans les bars à crudités (Salad-Bar). C'est à ce moment-là que la FDA a interdit l'utilisation des sulfites dans les fruits et légumes frais, sauf les pommes de terre.

Ils restent autorisés sur divers produits comme les crevettes, les fruits et les légumes secs, et les vins. Comme en Europe, la présence des sulfites doit être déclarée sur l'étiquette au-delà de 10 mg/L ou 10mg/kg de dioxyde de soufre résiduel total, et ne doit pas dépasser 100 mg. L'alimentation aux États-Unis est bien plus industrialisée qu'en Europe, et si les consommateurs craignent moins les sulfites cachés ou les doses excessives, ils doivent faire face à de plus petites doses dans bien plus de produits.

Comme auxiliaire technologique

Nous allons maintenant voir quelque chose de bien moins connu du grand public. Les produits utilisés comme additifs alimentaires sont aussi utilisés comme agents technologiques. Les produits sont les mêmes, mais ils sont utilisés d'une manière différente, et ils obéissent surtout à des lois différentes.

Dans ce cas, ce sont les règles nationales qui s'appliquent. L'harmonisation européenne est inexistante, sauf pour l'emploi des enzymes alimentaires, des solvants d'extraction et des biocides. Sans entrer dans l'intérêt ou pas de l'Europe, ces règles nationales sont anciennes, bien moins contraignantes, et plus faciles à contourner.

Le dispositif légal en France est le décret n° 2011-509 du 10 mai 2011 fixant les conditions d'autorisation et d'utilisation des auxiliaires technologiques pouvant être employés dans la fabrication des denrées destinées à l'alimentation humaine.

(Source : www.legifrance.gouv.fr/eli/decret/2011/5/10/EFIC1030146D/jo/texte).

Quand on lit le décret, on constate qu'il est très court. Il pose les principes suivants :

- On entend par "auxiliaire technologique" toute substance volontairement utilisée dans la transformation de matières premières, de denrées alimentaires ou de leurs ingrédients pour répondre à un objectif technologique pendant le traitement ou la transformation.

- Les auxiliaires technologiques sont utilisés à la dose strictement nécessaire pour obtenir l'effet désiré. Les résidus éventuels de ces substances ou de leurs dérivés dans les produits finis ne doivent pas présenter de risque sanitaire et n'ont pas d'effet technologique sur le produit fini.

Nous avons ensuite l'arrêté du 19 octobre 2006 relatif à l'emploi d'auxiliaires technologiques dans la fabrication de certaines denrées alimentaires.
(Source : www.legifrance.gouv.fr/affichTexte.do?cidTexte=LEGITEXT000020667468).

Il précise les doses de sulfites autorisées dans une liste de d'ingrédients ou d'aliments. Ces informations ne sont pas vraiment cohérentes avec les dispositions sur les additifs. Les teneurs autorisées sont toutes inférieures à 10 mg/kg et les aliments listés dans ce décret sont très limités, alors que les sulfites sont utilisés dans bien d'autres processus de fabrication alimentaires à des doses supérieures.

La loi est-elle respectée

Après avoir digéré toutes ces dispositions légales faites pour nous protéger, une question bien naïve me vient à l'esprit. La loi est-elle tout simplement appliquée ? C'est ce que nous allons découvrir dès maintenant.

Nous allons voir qu'entre les lois et la réalité, il y a une petite différence qui explique aussi pourquoi les sulfites se trouvent là où ils ne devraient pas être.

Des lois difficiles à appliquer pour les petits producteurs

Les lois sur les additifs et les auxiliaires technologiques alimentaires m'ont demandé des efforts considérables pour les comprendre, et il me reste encore des zones d'ombre. Ces mêmes lois sont appliquées par des professionnels, et vous serez surpris de voir toutes les questions qu'ils se posent à propos des sulfites.

Imaginez par exemple un marin pêcheur qui doit doser des sulfites au fond de la cale d'un bateau par gros temps pour y tremper des langoustines. Il y a des problèmes de compréhension, de compétences, et de mise en œuvre pratique et nous devons rester très vigilants pour certaines catégories d'aliments.

Je vous invite à visiter www.liste-hygiene.org. C'est une liste de discussions sur l'hygiène des aliments pour les professionnels qui regroupe plus de six mille membres de l'agroalimentaire, des laboratoires, de la recherche et de l'enseignement. La file sur les sulfites (Source : www.liste-hygiene.org/arcsulfites.html) nous en dit long sur toutes les questions que les professionnels se posent sur les règles, les tests, et l'étiquetage.

Des lois faciles à contourner pour les industriels

Les sulfites utilisés comme additifs à moins de 10 mg/L ou 10 mg/kg ne sont pas indiqués sur la liste des ingrédients. C'est la loi, et celle-ci, les industriels la respectent à la lettre. Nous trouverons par exemple la mention "Sans Conservateurs conformément à la législation en vigueur". Cela veut dire que le produit peut contenir des conservateurs comme des sulfites, mais à une dose inférieure à 10 mg/L et donc sans obligation de l'écrire sur la liste des ingrédients, conformément à la loi.

Les sulfites utilisés comme auxiliaires technologiques ne sont pas non plus indiqués sur la liste des ingrédients. La mention "Sans Conservateur Ajouté conformément à la législation en vigueur". En fait, les conservateurs ne sont pas ajoutés directement dans le produit, mais ils sont arrivés par la petite porte en tant que résidus inévitables de la fabrication d'un des ingrédients.

Ces tactiques de l'industrie alimentaire ne sont pas isolées, et sont même un thème de recherche et d'innovation qui s'appelle le "clean label" ou "étiquette propre" en français. Il s'agit d'arriver, dans le cadre réglementaire et les contraintes de fabrication industrielle, à limiter le nombre de composants à afficher sur la liste des ingrédients. Moins il y en a, plus ça fait vendre le produit.

L'industrie alimentaire a même sa conférence annuelle intitulée "Clean Label Conference". Les professionnels pourront y apprendre comment utiliser des ingrédients fonctionnels pour développer des produits dont la liste des ingrédients apparaîtra plus simple, ou comprendre les lois qui influencent le clean label pour éviter les poursuites.

Nous ne devons pas être dupes de ce que fait l'industrie alimentaire pour nous séduire, et rester sur nos gardes.

Des lois qui n'empêchent pas les abus

La Communauté européenne et les instances qui s'occupent de la sécurité alimentaire publient des rapports sur les alertes détectées par le dispositif RASFF : The Rapid Alert System for Food and Feed. L'ensemble de ces rapports pour les années 2002 à 2015 sont disponibles en anglais. (Source : ec.europa.eu/food/food/rapidalert/rasff_publications_en.htm).

J'ai lu tous ces rapports et j'en ai extrait ce qui concerne les sulfites.

Rappelons-nous que les 7 sulfites représentent 2,33 % des 300 additifs autorisés. Ils sont aussi particulièrement surveillés puisqu'ils font partie de la liste des 12 produits allergènes prioritaires. Voici ce que j'ai découvert au fil des ans :

En 2003 : les sulfites ont représenté 18 % des alertes pour contamination chimique, principalement pour des abricots secs de Turquie. Mais il n'y a pas plus de détails.

En 2004 : les sulfites ont représenté 13 % des alertes pour contamination chimique. Principalement des abricots secs de Turquie et des crevettes du Brésil. 53 alertes pour dépassement de dose dans les crevettes, dont 31 alertes dans des crevettes cuites.

En 2005 : les alertes liées aux sulfites sont significatives avec 101 alertes, principalement pour dépassement de dose.

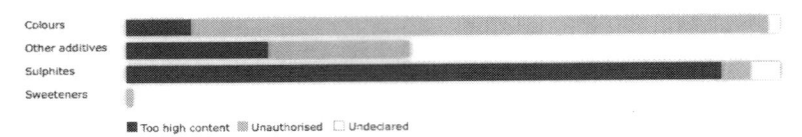

Colours				
Other additives				
Sulphites				
Sweeteners				

■ Too high content ▨ Unauthorised ☐ Undeclared

En 2006 : les sulfites représentent 92 alertes (81+3+8) sur 236, soit près de 39 %. En grande majorité pour les crustacés, les fruits et les légumes.

	alcoholic beverages	cereals and bakery products	confectionary	crustaceans	dietetic foods, food supplements	fish	food additives	fruit and vegetables	herbs and spices	non-alcoholic beverages	other food product / mixed	soups, broths and sauces	total
too high content of colour	-	-	11	-	1	2	-	1	1	-	1	1	18
too high content of sulphite	3	3	1	46	-	-	-	24	-	-	1	3	81
too high content (other)	-	3	5	1	-	12	2	6	-	14	3	2	48
unauthorised use of colour	-	1	4	1	2	3	-	21	10	-	4	5	51
unauthorised use of sulphite	-	-	-	-	-	2	-	-	1	-	-	-	3
unauthorised use (other)	-	2	5	-	-	6	-	5	-	4	2	-	24
undeclared colour	-	-	1	-	-	1	-	-	-	-	-	-	2
undeclared sulphite	-	-	-	5	-	1	-	2	-	-	-	-	8
undeclared (other)	-	-	-	-	-	-	-	-	-	-	1	-	1
Total	3	9	27	53	3	27	2	59	12	18	12	11	236

En 2007 : les sulfites représentent 84 alertes (60+2+22) sur 243, soit plus de 30 %. En grande majorité pour les crustacés, les fruits et les légumes.

Food additives	alcoholic beverages	cereals and bakery products	confectionery	crustaceans	dietetic foods and food supplements	fish	fruit and vegetables	herbs and spices	non-alcoholic beverages	other food product / mixed	soups, broths and sauces	total
too high content of colour			17				1		6	1		25
too high content (other)			3	2	8	12	5		25	2	8	65
too high content of sweetener			1		1		2		3		2	9
too high content of sulphite	1	1	2	37		2	16				1	60
unauthorised use of colour			4	10	1	1	7	5		1		29
unauthorised use (other)		1	1	1		7	6		3			19
unauthorised sweetener										2	1	3
unauthorised use of sulphite					1			1				2
undeclared colour			2									2
undeclared sulphite	1		1	6			10		1	1	2	22
undeclared (other)			1				4					5
unidentified colour			1							1		2
total	2	6	39	47	11	22	50	12	34	6	14	243

En 2008 : les sulfites représentent 78 alertes (47+0+31) sur 189, soit plus de 40 %. En grande majorité pour les crustacés, les fruits et les légumes.

	alcoholic beverages	cereals and bakery products	confectionery	crustaceans	dietetic foods and food supplements	fish	fruit and vegetables	herbs and spices	non-alcoholic beverages	soups, broths and sauces	TOTAL
too high content of colour		1	7			2	1		5		16
too high content (other)	1		1			2	1		8	6	19
too high content of sweetener									4		4
too high content of sulphite			1	18			28				47
unauthorised use of colour		6	13		6		3	4	3		35
unauthorised use (other)	1	2	15	1	2	1	4		7	1	34
unauthorised use of sulphite											0
unauthorised sweetener								1			1
undeclared colour											0
undeclared sulphite			3	20			6			2	31
undeclared (other)											0
unidentified colour			2								2
total	2	9	42	39	8	5	44	4	27	9	189

À partir de 2009 : la présentation des données a changé et le tableau des années précédentes n'est plus disponible. Les sulfites sont maintenant surveillés en tant qu'allergènes, c'est-à-dire quand ils sont présents sans être déclarés sur l'étiquette, mais ils ne sont plus surveillés lorsque les doses sont dépassées. Les données détaillées ne sont plus disponibles. C'est présenté comme un progrès par le

RASSF, mais c'est en réalité une grande perte d'informations pour les problèmes d'intolérance aux sulfites.

En 2009 : les sulfites comme allergènes arrivent en seconde position après le lait avec 20 alertes allergènes. Les principaux cas sont rapportés dans les crevettes, les fruits et légumes, et les boissons alcoolisées.

	almond	barley	celery	crustaceans	egg	fish	gluten	lupin	milk ingredient	mollusc	mustard	nuts	peanut	sesame	soya	sulphite	wheat
alcoholic beverages																3	
cereals and bakery products					4		3		12			2	2	1	1		
cocoa, coffee and tea	1								33			3		1			
confectionery							1		1			1	3				
crustaceans																9	
dietetic foods, food supplements									5								
fish and products thereof						1											
fruits and vegetables																5	
herbs and spices		1					1										
meat and meat products						1	3		2						4		
milk and milk products																	
nuts, nut products and seeds									1				2				
prepared dishes and snacks		1	1		1				4		1			1	2	2	
soups, broths and sauces				1	2				2	1						1	
TOTAL	1	1	2	1	9	0	8	0	60	1	1	3	10	1	7	20	2

En 2010 et 2011 : les sulfites sont carrément absents du rapport.

En 2012 : les sulfites arrivent en seconde position après le lait avec 19 alertes allergènes.

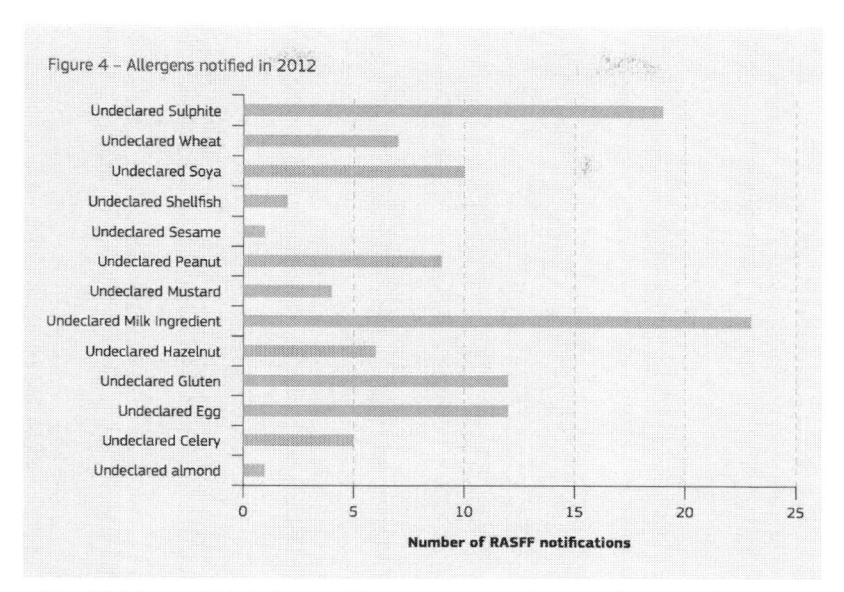

Figure 4 – Allergens notified in 2012

En 2013, et 2014 : les sulfites sont carrément absents du rapport.

En 2015 : les sulfites arrivent en seconde position après le lait avec 25 alertes allergènes.

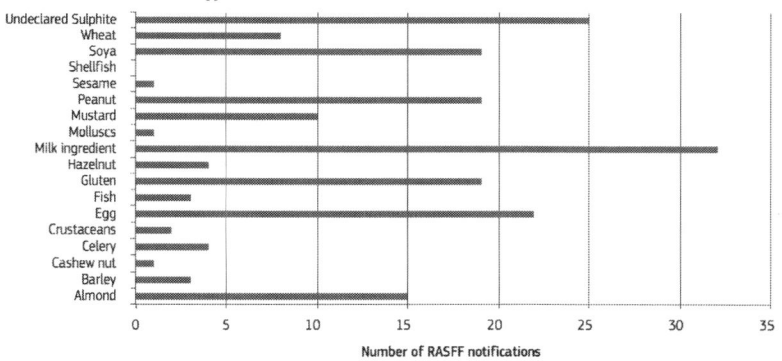

Que pouvons-nous en conclure ?

Ces informations nous donnent un échantillon probablement représentatif. Tous les produits qui passent la frontière ne sont pas testés et passent à travers les mailles du filet pour atterrir dans nos assiettes.

Globalement, nous notons que les sulfites représentent environ 20 à 30 % des alertes sur les additifs alimentaires. Ces alertes sont en très grande majorité pour des crustacés, en particulier les crevettes, ainsi que pour les fruits et légumes, en particulier les fruits secs.

Ces alertes concernent principalement des dépassements de dose. C'est important, car cela suppose que la présence de sulfites est autorisée et écrite sur l'étiquette, mais que la dose maximale autorisée est dépassée. Cela veut dire plus de 150 mg/kg pour des crevettes ou plus de 1000 mg/kg pour des fruits secs.

Les produits concernés s'achètent souvent à l'étalage où les étiquetages laissent souvent à désirer. En résumé, nous devons être vigilants.

Pour les cosmétiques

La réglementation pour les cosmétiques est basée sur les mêmes principes que pour l'alimentation. Elle est, par contre, beaucoup plus simple.

À partir de 1976, les sulfites sont réglementés par la directive du Conseil européen sur le rapprochement des législations des États membres relatives aux produits cosmétiques (76/768/CEE). (Source : eur-lex.europa.eu/LexUriServ/LexUriServ.do?uri=CONSLEG:1976L0768:20100301:fr:PDF)

En 2009, le Parlement européen adopte le règlement (CE) 1223/2009 relatif aux produits cosmétiques (Source : data.europa.eu/eli/reg/2009/1223/oj). Il est en application depuis 2013 et il établit les catégories de cosmétiques dans lesquelles les sulfites peuvent être utilisés, et à quelles doses maximales.

À des fins de conservateur

- Tout type de produit : 0,20 % = 2000 mg/kg.

À des fins autres que conservateur

- Teintures capillaires oxydantes : 0,67 % = 6700 mg/kg.

- Produits de défrisage des cheveux : 6,7 % = 67000 mg/kg
- Auto-bronzants pour le visage : 0,45 % = 4500 mg/kg.
- Autres auto-bronzants : 0,40 % = 4000 mg/kg.

Ce règlement définit aussi les obligations de lister tous les ingrédients sur l'emballage du produit ou sur une notice jointe. Nous verrons que pour les cosmétiques, les conventions sont de nommer en latin les ingrédients naturels, et en anglais les ingrédients chimiques. Cela ne va pas nous faciliter la vie pour identifier les sulfites.

La législation ne fait pas de différence explicite entre les additifs et les auxiliaires technologiques, mais nous verrons plus tard que certains ingrédients utilisés en cosmétique sont fabriqués en utilisant des sulfites comme agents technologiques, et qu'il en reste dans le produit final.

Je n'ai pas encore confirmé si ces auxiliaires technologiques étaient également réglementés par ce texte.

Pour les médicaments

La réglementation sur les ingrédients des médicaments, l'étude de leur toxicité, et la procédure de demande d'autorisation de mise sur le marché est bien plus stricte que pour les cosmétiques et l'alimentation.

Nous n'allons pas discuter en détail de ces lois car nous considérons qu'elles nous permettent de savoir très précisément ce que contient un médicament.

Les sulfites dans les médicaments ne sont pas des molécules thérapeutiques ni des principes actifs, et ne sont pas là pour nous soigner. Les sulfites sont des additifs qui permettent par exemple de mieux conserver un médicament sous forme de comprimé ou de solution à injecter. Pour les médicaments, les additifs s'appellent des excipients.

Les excipients sont censés être neutres d'un point de vue

médical, et beaucoup d'entre eux sont aussi des additifs alimentaires.

La réglementation a néanmoins défini la notion d'excipients à "effet notoire", car ils sont reconnus pour provoquer des allergies ou des intolérances. Il y a 47 excipients sur cette liste, comme l'huile de sésame, le sodium, le blé et bien sûr les sulfites et les métabisulfites.

L'Ansm (ex Afssaps) a publié cette "Liste des Excipients à Effet Notoire Mise à Jour de la liste et des libellés selon le Guideline européen 2003".

(Source : ansm.sante.fr/var/ansm_site/storage/original/application/29aa941a3e557fb62cbe45ab09dce305.pdf).

Les risques pour les sulfites sont qualifiés de très rares, mais aussi de très sévères avec des risques de réaction anaphylactique et de réaction allergique généralisée avec gêne respiratoire.

Ce texte a imposé les mentions suivantes sur les notices des médicaments qui contiennent des sulfites, avec un seuil à zéro, c'est-à-dire dès la première trace.

Pour les professionnels de santé, dans les mises en garde spéciales et précautions d'emploi : *"Ce médicament contient du "sulfite" et peut provoquer des réactions allergiques sévères et un bronchospasme."*

Pour le grand public, dans la notice dans les précautions d'emploi : mises en garde spéciales : *"ce médicament contient du "sulfite" et peut provoquer des réactions allergiques sévères et une gêne respiratoire."*

Nous pouvons faire pleinement confiance aux informations concernant les ingrédients contenus dans un médicament. Les risques de fraude, d'abus et de manque d'informations sont infimes.

Par contre, nous voyons que cette réglementation est orientée vers la prévention des risques de chocs anaphylactiques qui sont extrêmement rares, mais pas du tout vers la prévention des risques d'intolérance. Nous savons aussi que les médecins ne croient pas à ces allergies aux sulfites.

En résumé, la réglementation sur les médicaments est la plus pointue et nous informe de la présence des sulfites dès les premières traces, mais elle est tout simplement ignorée par ceux qui la mettent en pratique.

Notre préoccupation sera donc de bien communiquer avec nos

médecins et nos pharmaciens afin qu'ils nous aident à éviter les médicaments contenant des sulfites.

Sommes-nous protégés

Pour conclure ce chapitre, nous allons nous faire un avis sur la protection que ces lois nous apportent.

Les réglementations actuelles sont basées sur des données et des connaissances qui ont plusieurs dizaines d'années. Les instances qui font ces réglementations commencent tout juste à parler de la nécessité de faire des études complémentaires pour mieux cerner la toxicité des sulfites.

Depuis les obligations d'étiquetage seulement si la dose est supérieure à 10 mg, à l'absence d'indication de la dose réelle, aux méthodes d'étude toxicologiques, et à la nature des informations sur les notices des médicaments, l'esprit de ces lois est de prévenir le risque d'allergie, mais pas de prendre en compte le problème de l'intolérance.

Les dispositifs de contrôle se concentrent seulement aux frontières de l'Europe. Si les lois sur les auxiliaires technologiques sont différentes d'un pays à l'autre, l'accord de libre-échange au sein de l'Europe permet aux produits de circuler sans contrôle dès qu'ils sont conformes à leurs lois nationales.

Certains produits dans lesquels les sulfites sont utilisés, comme les fruits et légumes ou les crustacés, sont manipulés par une multitude de petits intervenants. Ils n'ont pas les ressources, les outils ni les procédures d'un industriel pour appliquer des réglementations contraignantes et faire des contrôles précis. Ils peuvent aussi décider de contourner légèrement les règles afin de vendre un stock de produits pendant quelques jours de plus.

Lorsque nous sommes intolérants aux sulfites, nous ne pouvons donc pas nous reposer aveuglément sur ces lois et règlements.

Pour se faire une meilleure idée de ce qui nous attend, nous pouvons faire un parallèle avec la conduite automobile :

- Pour les médicaments : nous roulons sur une belle autoroute dégagée et pouvons conduire en toute confiance dès lors que nous connaissons quelques règles importantes.

- Pour les cosmétiques : nous roulons sur une route départementale sympathique, et nous gardons un œil sur quelques platanes à éviter sur le bord de la chaussée.

- Pour l'alimentation : nous roulons sur une route indienne où tout le monde peut faire n'importe quoi à n'importe quel moment. Nous devons être très attentifs à la situation dans laquelle nous sommes comme à l'état de la route, aux informations disponibles sur les étiquettes et les notices comme aux panneaux et aux feux de circulation, aux abus des professionnels comme aux mauvais conducteurs. Nous aurons plus confiance sur les routes que nous prendrons tous les jours, mais nous resterons très vigilants sur celles que nous empruntons pour les premières fois.

SULFITES DANS L'ALIMENTATION

Dans ce chapitre, nous allons apprendre à identifier les sources de sulfites dans nos aliments et nos boissons. C'est la source principale de sulfites que nous consommons, loin devant les cosmétiques et les médicaments. C'est aussi le domaine où les règles sont les plus floues, et les sulfites le plus souvent cachés. C'est donc le domaine qui va nous demander le plus de vigilance et de changements. Nous allons clarifier comment les sulfites sont utilisés en tant qu'additifs alimentaires et auxiliaires technologiques. Nous allons voir comment ils arrivent dans les aliments simples que nous consommons tels quels, dans les ingrédients de base que nous utilisons pour cuisiner, dans les additifs que nous trouvons dans certains aliments industriels, dans les aliments plus ou moins transformés et plus ou moins industriels, et enfin dans les boissons.

Comme additifs

Les principaux noms des sulfites tels qu'ils sont listés sur les étiquettes de nos aliments dès que la dose est supérieure à 10 mg/kg sont les suivants : sulfites, bisulfites, métabisulfites, agents de sulfitage, anhydride sulfureux, ainsi que leurs codes européens de E220 à E228. Ils ont parfois d'autres noms auxquels nous devrons être attentifs. Voici un résumé de leurs usages.

- Le E220 : anhydride sulfureux, ou oxyde de soufre, oxyde sulfureux, et dioxyde de soufre. Il est utilisé en tant que conservateur / antioxygène. On le trouve notamment dans les fruits secs et le vin.

- Le E221 : sulfite de sodium. Il est utilisé en tant que conservateur / antioxygène, agent de blanchiment, agent de traitement des farines. Il a été utilisé pour la conservation de la viande, notamment hachée. C'est maintenant interdit, mais des abus sont possibles.

- Le E222 : bisulfite de sodium, ou sulfite acide de sodium, et sulfite de sodium hydrogène. Il est utilisé en tant que conservateur / antioxygène, et agent de blanchiment.

- Le E223 : disulfite de sodium, ou métabisulfite de sodium. Il est utilisé en tant que conservateur / antioxygène, agent de blanchiment, et agent de traitement des farines.

- Le E224 : disulfite de potassium, ou métabisulfite de potassium. Il est utilisé en tant que conservateur / antioxygène, agent de blanchiment, et agent de traitement des farines.

- Le E225 : sulfite de potassium. Il n'est pas autorisé en Europe comme additif alimentaire. Mais il est autorisé en Australie et en Nouvelle-Zélande en tant qu'agent de blanchiment.

- Le E226 : sulfite de calcium. Il est utilisé en tant que conservateur / antioxygène.

- Le E227 : bisulfite de calcium, ou sulfite acide de calcium, et sulfite de calcium hydrogène. Il est utilisé en tant que conservateur / antioxygène.

- Le E228 : bisulfite de potassium, ou sulfite acide de potassium, sulfite de potassium hydrogène. Il est utilisé en tant qu'antiagglomérant, et conservateur.

- Le E539 : thiosulfate de sodium, ou hyposulfite de sodium. Il n'est pas autorisé en Europe comme additif alimentaire. Il est utilisé comme conservateur / antioxygène, agent de blanchiment, et agent de traitement des farines. S'il n'est pas directement un sulfite, en milieu acide, l'ion thiosulfate, sous forme d'acide thiosulfurique $H_2S_2O_3$ produit entre autres du dioxyde de soufre.

Comme auxiliaires technologiques

Nous avons vu que la réglementation sur les sulfites en tant qu'auxiliaires technologiques est française et non pas européenne comme celle sur les additifs. Le syndicat des fabricants d'auxiliaires technologiques (Source : www.synpa.org.) nous les présente de la façon suivante :

"Ils sont utilisés en quantité nécessaire et suffisante pour permettre, faciliter ou optimiser une étape de la fabrication d'un aliment. Contrairement aux additifs alimentaires, les auxiliaires technologiques n'ont plus d'effet dans le produit fini. Cependant, il peut subsister des résidus techniquement inévitables, qui ne doivent pas avoir d'effet technologique sur le produit fini et ne présenter aucun risque sanitaire."

Comme auxiliaires technologiques, les sulfites sont utilisés pour contrôler les fermentations et les processus enzymatiques, ou stériliser chimiquement des ingrédients. Par exemple pour tremper les épis de maïs préalablement à la fabrication du sirop de glucose de maïs, pour précipiter les impuretés de la canne à sucre, ou pour arrêter la transformation de l'amidon en dextrose ou en glucose.

Revenons à l'arrêté du 19 octobre 2006 relatif à l'emploi d'auxiliaires technologiques dans la fabrication de certaines denrées alimentaires (Source : www.legifrance.gouv.fr/affichTexte.do?cidTexte=LEGITEXT000020667468). La liste complète des aliments dans lesquels ils peuvent être utilisés est la suivante :

- Boyaux d'enrobage : pour les vessies et les boyaux destinés à être séchés. < 10 mg/kg.
- Champignons crus prêts à l'emploi (dits de quatrième gamme) : à la dose strictement nécessaire pour stabiliser la couleur. Teneur résiduelle exprimée en anhydride sulfureux inférieure à 10 mg/kg.
- Épis de maïs doux appertisés : à la dose strictement nécessaire

pour obtenir l'effet recherché. Teneur résiduelle inférieure à 10 mg/kg.

- Jus de légumes : à la dose strictement nécessaire pour obtenir l'effet recherché. Teneur résiduelle inférieure à 10 mg/kg.

- Sucre blanc cristallisé : à la dose strictement nécessaire. Teneur résiduelle inférieure à 10 mg/kg.

- Jus de raisin : à la dose strictement nécessaire pour obtenir l'effet recherché. Teneur résiduelle inférieure à 10 mg/L.

- Pour le traitement après récolte des litchis et des raisins de table : raisins de table, teneur résiduelle 10 mg/kg exprimée en SO2. Litchis, teneur résiduelle dans la pulpe 10 mg/kg exprimée en SO2, teneur résiduelle dans la coque 250 mg/kg exprimée en SO2.

Cette liste n'est pas très cohérente. Elle liste des utilisations des sulfites qui devraient plutôt être du ressort des additifs alimentaires (conservateurs) que des auxiliaires technologiques.

Cette liste est très courte et ne parle pas de plusieurs procédés de fabrication d'ingrédients qui font appel aux sulfites comme auxiliaires technologiques.

De son côté, l'industrie alimentaire innove constamment sur le thème du "clean label" ou "étiquette propre" en français. Il s'agit d'arriver, dans le cadre réglementaire et les contraintes de fabrication industrielle, à limiter le nombre d'ingrédients et d'additifs à afficher sur la composition d'un aliment. L'industrie a même sa conférence annuelle sur le sujet, la "Clean Label Conference".

Le but du jeu est que la liste des ingrédients et des additifs paraisse la plus naturelle possible sur l'étiquette.

Nous voyons par exemple régulièrement la mention "sans conservateur ajouté conformément à la réglementation en vigueur". Est-ce que cela veut dire qu'il n'y a vraiment aucun conservateur ? Mais comment ce produit peut-il quand même se conserver pendant des semaines ou des mois ? Et que veut dire exactement "conformément à la réglementation en vigueur" ?

Mon avis est que les industriels savent très bien que certains ingrédients contiennent ces fameux résidus inévitables de sulfites, et qu'ils s'en servent dans le produit final, "à l'insu de leur plein gré". Ils introduisent ainsi un conservateur dans le produit final sans l'avoir vraiment ajouté.

Si la loi est précise sur les sulfites utilisés comme additifs qui doivent être écrits sur l'étiquette lorsque la dose est supérieure à 10 mg/kg, elle est beaucoup moins claire lorsqu'ils ont été utilisés comme auxiliaires technologiques.

Nous devons rester vigilants sur le sujet car c'est une source de sulfites non déclarés.

Bertrand Waterman

Dans les aliments simples

On imagine que les sulfites sont ajoutés aux aliments industriels transformés, mais pas forcément aux aliments simples et naturels. Nous allons voir que c'est pourtant le cas pour certains fruits, le poisson, les fruits de mer, et peut-être le chocolat. Ils peuvent contenir de grosses quantités de sulfites sans que cela ne soit écrit sur l'étiquette.

C'est une liste que je continuerai d'étoffer au fur et à mesure de mes recherches et découvertes.

Les fruits frais

Les fruits frais locaux

Ce sont ceux qui sont cultivés chez nous ou à proximité et qui ne nécessitent pas plus de quelques jours de transport en camion.

Le seul fruit de cette catégorie normalement concerné par les sulfites est le raisin de table.

Pendant dix années de recherches, j'ai toujours entendu parler des sulfites dans le raisin, mais j'ai eu du mal à trouver des explications claires sur leur origine.

Les viticulteurs ont la fâcheuse habitude de brouiller les pistes quand ils parlent des sulfites, du raisin et du vin. Les sulfites étant soi-disant naturellement présents dans le raisin, par exemple à cause du soufre apporté par la terre, ou encore à cause de certains traitements à base de soufre effectués sur les vignes.

J'ai fini par découvrir une vérité bien plus simple et beaucoup moins naturelle. Les industriels ajoutent des sulfites au raisin de table afin de le protéger de la moisissure pendant le transport.

- Par fumigation ou brulage de soufre. Vous apprécierez l'étiquette destinée à prévenir les employés du danger :

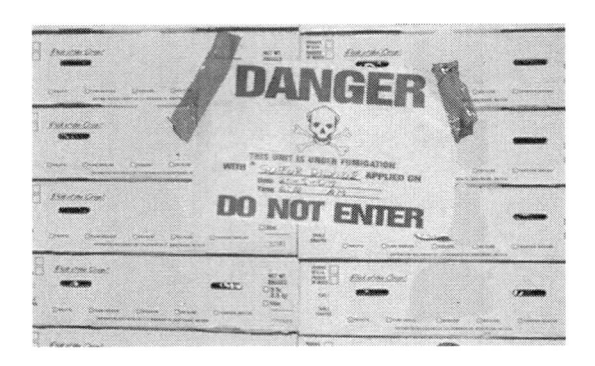

- Par un emballage spécial qui libère du SO2 dans le carton d'emballage. Il s'appelle le "grape guard" ou "protecteur du raisin" en français. Il prend la forme d'un pad mis à l'intérieur des cartons de raisins. Ce pad dégage du SO2 pendant plusieurs semaines jusqu'à ce que le raisin arrive dans nos supermarchés. Nous pouvons en parler avec les personnes qui font la mise en rayon des fruits et légumes, elles sont bien au courant puisque qu'elles jettent ce pad lors de la mise en rayon.

Le SO2 en excès décolore même le raisin, et voilà à quoi cela ressemble :

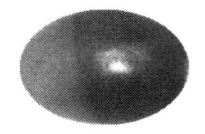

Les fruits frais exotiques

Ce sont ceux qui sont cultivés dans les pays tropicaux lointains et qui nécessitent quelques semaines de transport par containers en bateau et en camion avant d'arriver sur les lieux de consommation.

Les fruits d'origine exotique mais cultivés localement comme le kiwi ne sont pas concernés et sont considérés comme des fruits frais locaux.

Les fruits exotiques pour lesquels les sulfites sont explicitement autorisés et dont il faudra nous méfier sont les litchis que nous connaissons tous, mais aussi les longanes, les ramboutans, et les durians.

Les litchis sont mis dans une caisse à la base de laquelle on enflamme du soufre. Celui-ci se transforme en dioxyde de soufre et pénètre les litchis en leur donnant une couleur jaune. Au contact de l'eau présente dans les litchis, ce dioxyde de soufre se transforme en sulfites. Les litchis reprendront leur couleur normale pendant le transport et ne laisseront plus rien paraître une fois arrivés sur l'étal du supermarché. La dose de sulfites autorisée est de 10 mg/kg dans la chair et de 250 mg/kg dans l'écorce.

Les fruits exotiques pour lesquels j'ai trouvé les autres conservateurs autorisés sans que les sulfites n'en fassent parti. Ce sont les oranges (E231, E233), les avocats (E233) et les bananes (E233). Ils ne sont a priori pas concernés par les sulfites.

Pour les autres fruits exotiques comme les mangues, les ananas, les noix de coco et le gingembre, je n'ai pas encore d'informations précises.

Le poisson

Frais ou transformé, le poisson est un produit fragile, et sa conservation demande quelques précautions, et bien sûr quelques sulfites.

Poisson séché

Les poissons séchés sont par exemple la morue, l'aiglefin (haddock), le merlan et le lieu noir (goberge), à ne pas confondre avec les poissons fumés. Ils contiennent aux alentours de 12 % de sel et la dose de sulfites autorisée est de 200 mg/kg.

Substituts de poisson et de crustacés à base de protéines

Ce sont les produits de type surimi. La dose autorisée est de 200 mg/kg.

Pieuvre, calmar, ou seiche (céphalopodes).

Qu'ils soient frais ou congelés, la dose autorisée est de 150 mg/kg.

Poisson frais

Nous parlons là du poisson frais vendu entier ou découpé en filet, sur l'étalage de notre poissonnier, ou en barquettes dans notre supermarché.

Les poissons sont fragiles et doivent être vendus en parfait état car leur odeur décourage vite le client. Savez-vous depuis combien de temps votre poisson "frais" a été pêché ?

La campagne de pêche d'un bateau dure généralement deux semaines, avec quelques jours de trajet à l'aller et au retour. Les poissons pêchés les premiers sont donc conservés depuis près de trois semaines lorsqu'ils se retrouvent sur l'étalage du poissonnier.

Depuis des années, j'entendais des rumeurs insistantes sur l'utilisation de sulfites dans la glace utilisée par les mareyeurs et les poissonniers pour stocker le poisson et le présenter.

J'ai réalisé des tests personnels, et j'ai souvent trouvé des quantités de sulfites importantes dans le poisson frais :

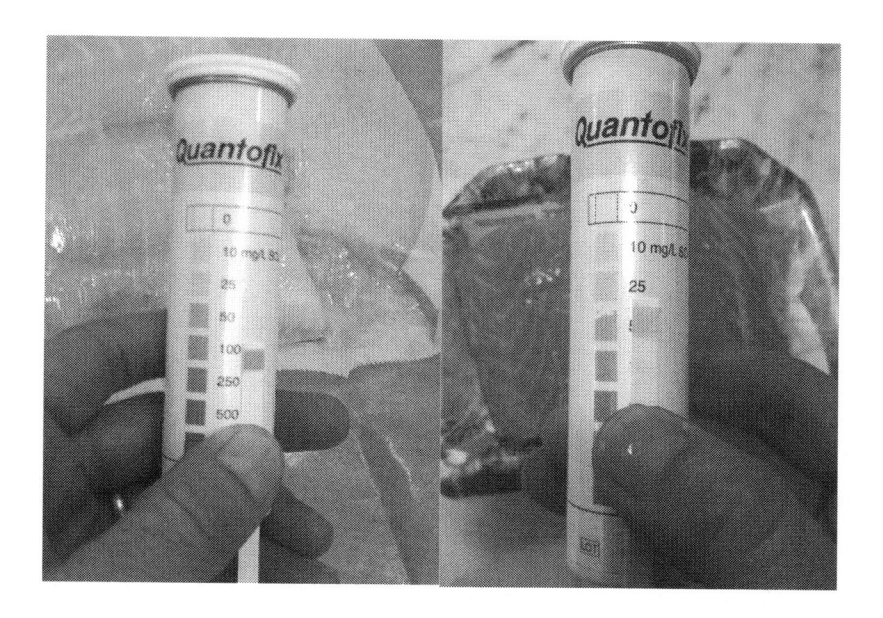

Malgré mes recherches, je n'ai jamais trouvé de norme ou de réglementation à propos de l'utilisation des sulfites dans le poisson frais. Jusqu'au jour où finalement, la publication de mon travail m'a permis d'obtenir des informations de la bouche même de professionnels de la pêche. Mes craintes ont été confirmées :

- Il est formellement interdit d'utiliser le métabisulfite pour la conservation du poisson frais, mais force est de constater qu'il est présent dans la plupart des espèces.
- Sur les bateaux, il est présent dans l'eau pour nettoyer les bacs et rincer les poissons. Dans les ateliers de marée, il est utilisé pour laver les poissons avant de les travailler.
- Les doses utilisées ne sont jamais contrôlées ni maitrisées dans le poisson en fin de chaîne.
- C'est une réalité industrielle qui échappe complètement aux normes et aux contrôles.

Les crustacés et les fruits de mer

Si les sulfites sont très utilisés dans le poisson malgré leur interdiction, c'est qu'ils sont autorisés et utilisés quotidiennement avec les autres produits travaillés dans les mêmes ateliers de la filière pêche.

Crustacés frais, congelés ou cuits des familles Penaeidae solenceridae et Aristeidae

C'est la catégorie dans laquelle nous retrouvons les crevettes et les gambas. La teneur maximale en sulfites dépend de la taille qui est exprimée en unités par kg. Plus ce chiffre est élevé, plus il y a de crevettes par kg, et moins la taille est grande. La teneur maximale autorisée en sulfites est la suivante :

- Jusqu'à 80 unités / kg : 150 mg/kg.
- Entre 80 et 120 unités / kg : 200 mg/kg.
- Plus de 120 unités / kg : 300 mg/kg.
- Cuits : 50 mg/kg.

Langoustines et crevettes issues de la pêche

Les langoustines et les crevettes pêchées et vendues vivantes ne contiennent pas de sulfites. De nouvelles techniques permettent même de les conserver vivantes pendant trois à quatre jours en leur vaporisant de l'eau de mer réfrigérée. (Source : archimer.ifremer.fr/doc/1994/rapport-634.pdf.)

Les langoustines et les crevettes pêchées et vendues mortes contiennent des sulfites. Sinon, elles se détériorent en quelques jours. La tête devient spongieuse, la carapace se ramollie et paraît perforée de petits trous. C'est le noircissement enzymatique aussi appelé mélanose ou "black spot". (Source : archimer.ifremer.fr/doc/1991/rapport-1586.pdf.)

Le métabisulfite de soude ou de potassium ainsi que le bisulfite de soude en solution acide, sont utilisés pour les traiter et les conserver à bord des bateaux jusqu'à la vente.

L'emploi du sulfite de sodium fut admis par une circulaire du 15 juillet 1952. L'arrêté du 13 septembre 1982 autorise le trempage à l'état cru dans une solution de disulfite ou de métabisulfite de sodium (E223), de sulfite de potassium (E224), de sulfite de sodium (E221) ou de bisulfite de sodium (E222). La procédure est la suivante :

- Pour les langoustines : lavage soigneux des langoustines à l'eau de mer. Trempage de deux paniers de 20 kg de langoustines dans 200 litres d'eau de mer à 3 ou 4 % de métabisulfite de sodium pendant 3 à 5 min. Rinçage rapide à l'eau de mer.
- Pour les crevettes entières sous glace ou congelées : traitement similaire aux langoustines avec un trempage dans un bain à 2 ou 3 % de bisulfite de sodium durant 2 à 3 minutes.
- Pour les crevettes sans tête sous glace ou congelées : trempage pendant une minute dans un bain d'eau de mer à 1,25 % de bisulfite acide ou de bisulfite de sodium.

Vous remarquez que les crevettes sans tête sont moins traitées que les crevettes entières ? C'est parce que la tête est la partie la plus irriguée par le sang et la plus sensible à la mélanose. Elles sont plus rares en France car le consommateur préfère les crevettes entières.

Le premier problème, c'est l'absence d'informations sur la présence des sulfites lorsque les produits sont vendus à étalage. La photo ci-dessous avec la mention "contient des sulfites" pour des langoustines cuites est une exception.

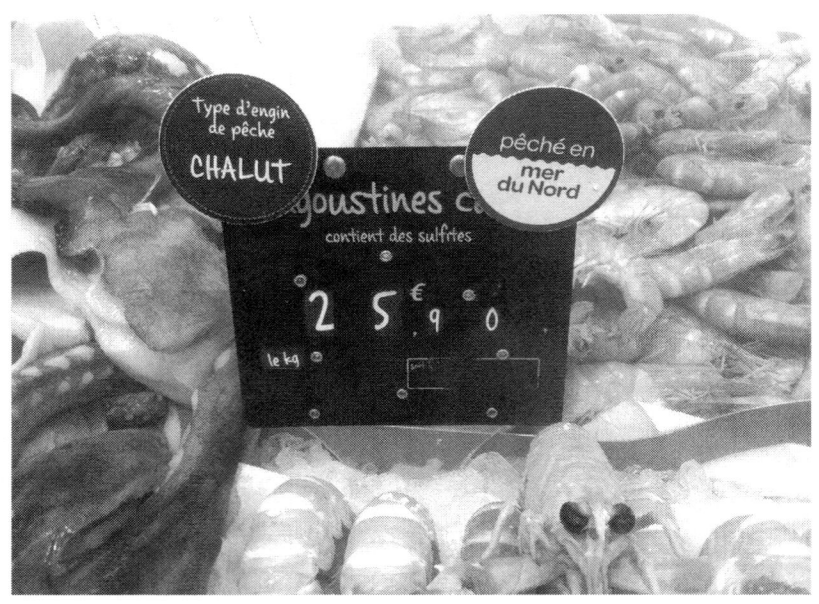

Le deuxième problème, c'est le manque total de maîtrise de la dose de sulfites. Que l'ajout soit fait sur les bateaux ou sur les chaînes de préparation, les doses ne sont ni maîtrisées, ni contrôlées, et peuvent varier de 60 à 180 mg/kg. (Source : taux résiduels de sulfite dans les crevettes congelées crues et cuites : variabilité, distribution et pertes - Bibliomer : www.bibliomer.com/consult.php?ID=1994-0263).

Crevettes tropicales issues de l'élevage

La majorité des crevettes sont importées d'Asie et du Brésil. Elles nous arrivent surgelées et crues, entières, sans tête ou décortiquées.

Lorsqu'elles sont venues surgelées, elles sont en général bien étiquetées. Les versions sans tête ne feront pas mention des sulfites sur l'étiquette puisque la dose de sulfites est inférieure à 10 mg/kg.

Ces crevettes sont aussi largement utilisées par les restaurants et les industriels pour tous les plats à base de crevettes, mais elles sont aussi vendues par nos poissonniers et nos supermarchés.

Lorsqu'elles sont réceptionnées, elles sont mises dans les bacs de décongélation avec un traitement éventuel aux métabisulfites afin d'éviter le noircissement (mélanose). Elles sont ensuite cuites à 70 - 75°C à cœur pendant 2 à 5 minutes. (Source : archimer.ifremer.fr/doc/00050/16164/13649.pdf.)

Elles sont régulièrement contrôlées aux frontières de l'Europe pour des dépassements de doses maximales autorisées.

Coquillages crus congelés

Ce sont les bivalves comme les amandes de mer, les clams, les coques, les palourdes, les praires, les pétoncles, les moules et les coquilles Saint-Jacques. La dose maximale de sulfites autorisée est de 150 mg/kg. Nous les trouvons au rayon surgelés de nos supermarchés, mais aussi dans des pizzas ou des pâtes aux fruits de mer, ou dans des salades et d'autres cocktails de fruits de mer.

Coquillages cuits

Ce sont les gastéropodes comme les bigorneaux, les bulots ou les escargots de mer que nous achetons chez notre poissonnier. La dose maximale de sulfites autorisée est de 50 mg/kg.

Coquillages vivants

Sans en avoir la certitude, je pense que les sulfites ne sont pas utilisés dans les coquillages que nous achetons vivants et que nous préparons nous-mêmes comme les huitres ou les bigorneaux.

Le chocolat

J'ai ajouté le chocolat à cette rubrique alors que je n'ai pas la preuve qu'il contient des sulfites, parce que vous êtes nombreux à me remonter des problèmes aléatoires.

Je me suis intéressé à la chaîne du chocolat afin de comprendre à quels moments les sulfites sont susceptibles d'être ajoutés.

La production du chocolat commence par la récolte des fèves de cacao dans des pays exotiques.

Après la récolte, les fèves passent par l'étape très importante de la fermentation. Cette étape développe les arômes des fèves de cacao, et les débarrasse de la pulpe qui les entoure.

À la suite de cette fermentation, les fèves sont séchées puis mises en sac pour être expédiées chez les grossistes et les exportateurs. Ce voyage dure plusieurs semaines. Les exportateurs expédient les fèves chez les importateurs des pays consommateurs. Ce voyage dure encore plusieurs semaines. Une fois arrivées en Europe, les fèves sont torréfiées et commencent leur transformation en chocolat.

Mais revenons dans les pays producteurs :

La bonne manière d'éviter le risque de moisissure, c'est bien sûr de procéder à un séchage de qualité sur le lieu de récolte, et de faire attention aux conditions de transport. Ça, c'est la théorie.

Parfois, le producteur est pressé, la fermentation ne se passe pas bien, le soleil n'est pas au rendez-vous pour le séchage, ou une partie de la récolte a pris la pluie ou l'humidité.

Nous imaginons maintenant des tonnes de fèves de cacao qui voyagent pendant plusieurs semaines dans des camions et des bateaux, ou qui restent stockées dans des entrepôts. Le risque de moisissure est important, c'est même le plus gros risque pour tous les négociants. Elle peut détériorer cette marchandise précieuse très rapidement.

La tonne de fèves de cacao vaut entre 2000 et 3000 dollars. Un container contient donc 50,000 à 80,000 dollars de marchandise. Les négociants qui s'occupent de l'import-export des fèves de cacao par centaines de tonnes sont soucieux d'éviter la moisissure de leurs cargaisons qui valent des petites fortunes.

Nous connaissons bien les utilisations des sulfites, et c'est un produit idéal pour remédier à tous ces problèmes. Les opportunités de les ajouter à différentes étapes de la chaîne sont nombreuses. Si ces ajouts sont faits, ils tombent sous la réglementation des auxiliaires technologiques, et non pas des additifs, avec toutes les zones d'ombre qui vont avec.

Bertrand Waterman

Une fois arrivé chez nous, le cacao devient presque une marchandise de luxe, et c'est alors le marketing qui prend la relève pour nous raconter la merveilleuse histoire de sa transformation, où bien sûr, les sulfites n'ont pas leur place. Cela ressemble d'ailleurs beaucoup au marketing du vin.

Voilà pourquoi j'ai beaucoup d'interrogations sur les sulfites dans le cacao et le chocolat. Mais pour le moment, je n'ai pas de preuves et je n'ai jamais trouvé d'alerte RASFF pour des sulfites détectés dans du cacao aux frontières de l'Europe.

Bertrand Waterman

Dans les ingrédients de base

Les ingrédients de base sont des produits que nous utilisons pour faire la cuisine, ou que les industriels utilisent dans leurs aliments préparés. Les sulfites sont surtout utilisés en tant qu'auxiliaires technologiques, et donc potentiellement non déclarés. Nous allons tenter de comprendre les processus de fabrication et les normes industrielles pour ces ingrédients de base, et identifier les doses de sulfites possibles.

C'est une liste que je continuerai d'étoffer au fur et à mesure de mes recherches et découvertes.

Les farines

Après le vin, voici que le pain aussi contient des sulfites ? Les défenseurs de la gastronomie française ne vont pas être contents !

Nous allons parler des sulfites comme agents de traitement des farines. La situation est loin d'être claire et je dois encore poursuivre mes recherches sur ce sujet. Voilà pour le moment le résultat de mes découvertes :

Si le Codex Alimentarius est très clair sur les sulfites utilisés dans les farines en tant qu'agents de traitement, je ne suis pas parvenu à trouver d'informations fiables sur leurs autorisations et utilisations en France ou en Europe. Je ne sais pas si les sulfites dans les farines obéissent à d'autres lois que celles sur les additifs alimentaires ou sur les auxiliaires technologiques, ou si l'industrie de la farine est parvenue à obtenir une dérogation à ces réglementations.

Informations en faveur de la présence des sulfites

Selon le Codex Alimentarius, 34 additifs sont autorisés dans la catégorie "agent de traitement des farines", dont quatre sulfites à des doses allant jusqu'à 200 mg/kg :

- E220 : anhydride sulfureux
- E221 : sulfite de sodium
- E223 : métabisulfite de sodium
- E224 : métabisulfite de potassium

Les informations du codex sont logiques quand on réalise que les céréales qui servent à la fabrication des farines voyagent beaucoup, sont stockées en grande quantité dans des silos industriels, et sujettes à des risques de fermentation ou de développement de moisissures.

Les farines sont un produit blanc, et nous connaissons le pouvoir des sulfites comme agents de blanchiment.

Le Codex listant 34 additifs possibles dans les farines, j'ai du mal à imaginer qu'elles soient 100 % sans additifs. Et pourtant, les paquets de farine n'ont jamais de liste d'ingrédients ou d'additifs, et c'est très étonnant.

J'ai trouvé des produits à base de farine comme des pâtes à pizza prêtes à l'usage, et des biscuits qui mentionnent les sulfites sur la liste des ingrédients avec la mention "agent de traitement de la farine (disulfite de sodium)".

Le métier de la boulangerie pâtisserie s'est industrialisé. Vous vous rappelez peut-être de ces années où le pain était de mauvaise qualité et la consommation baissait régulièrement ? Par la suite, nous avons trouvé des dizaines de pains spéciaux dans nos boulangeries. Le boulanger ne fait pas tout cela lui-même.

En réalité, c'est l'industrie de la farine qui a fortement évolué et qui s'est mise à proposer des préparations industrielles permettant de faire des pains spéciaux. Certaines de ces préparations s'utilisent mélangées à 1 % avec de la farine, et d'autres sont prêtes à l'emploi à 100 %.

J'ai lu la totalité des fiches produits de l'une de ces entreprises, mais sans trouver aucune mention de la présence de sulfites dans leurs produits. La pâtisserie s'est également industrialisée et bon nombre de boulangers-pâtissiers nous vendent en réalité des pâtisseries industrielles surgelées.

Informations en faveur de l'absence de sulfites

Il y a éventuellement un cas particulier avec le pain de tradition française. Le décret n°93-1074 du 13 septembre 1993 définit ce qu'est le "pain de tradition française", "pain traditionnel français", ou "pain traditionnel de France". C'est du pain qui, quelle que soit sa forme, n'a subi aucun traitement de surgélation au cours de son élaboration, ne contient aucun additif, et résulte de la cuisson d'une pâte qui présente les caractéristiques suivantes :

- Est composée exclusivement d'un mélange de farines panifiables de blé, d'eau potable et de sel de cuisine.
- Est fermentée à l'aide de levure de panification (Saccharomyces cerevisiae) et de levain, au sens de l'article 4 du présent décret, ou de l'un seulement de ces agents de fermentation alcoolique panaire.
- Peut éventuellement contenir au maximum 2 % de farine de fèves par rapport au poids total de farine mise en œuvre.

Il est complété par l'arrêté de 1997 sur les additifs qui interdit les colorants et les additifs dans le pain de tradition française.

Les sucres

Nous allons parler "des" sucres, et non pas "du" sucre car il existe plusieurs produits et processus de fabrications, la plupart utilisant des sulfites. Pour commencer, voici ce que nous dit le Codex Alimentarius sur la teneur maximale de sulfites autorisée dans les différents sucres :

- Solutions et sirops de sucre, aussi (partiellement) invertis, mélasses : 70 mg/kg
- Sirop de glucose sec pour la confiserie de sucre : 150 mg/kg
- Sirop de glucose pour la confiserie de sucre : 400 mg/kg
- Sucre blanc de plantation ou d'usine : 70 mg/kg

- Sucre blanc, dextrose anhydre, monohydrate de dextrose, fructose : 15 mg/kg
- Sucre en poudre, dextrose en poudre : 15 mg/kg
- Sucre blanc doux, cassonade douce, sirop de glucose, sirop de glucose déshydraté, sucre de canne brut : 20 mg/kg.

Avez-vous remarqué l'énorme quantité de sulfites que ces sucres peuvent contenir ? Et avez-vous déjà vu leur présence mentionnée sur l'étiquette ? Moi, jamais. Le sucre peut contenir jusqu'à 70 mg/kg, c'est-à-dire sept fois la dose à partir de laquelle ils doivent être déclarés, et pourtant, il n'y a jamais rien sur les étiquettes. C'est peut-être un bon exemple de la subtilité de la réglementation concernant les auxiliaires technologiques.

Par contre, sur les pots de 1 kg de sirop de glucose destinés aux professionnels, nous trouvons bien la mention "conservateur : sulfites E223".

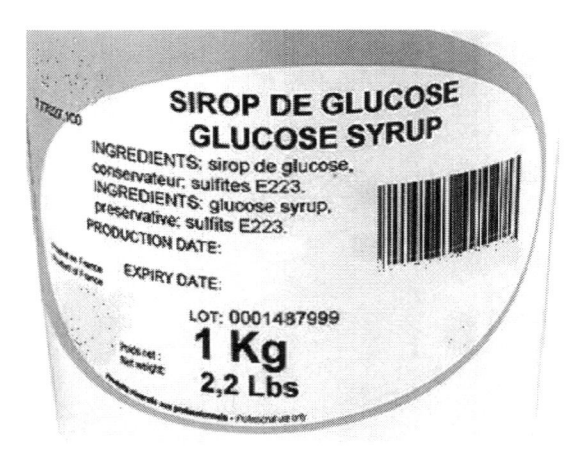

Maintenant que vous savez qu'un petit bonbon peut contenir du sucre à 400 mg/kg et de la gélatine à 50 mg/kg de sulfites, vous allez peut-être le regarder autrement !

Nous allons essayer de comprendre à quels moments les sulfites sont utilisés pour la fabrication de chacun de ces sucres.

La provenance du sucre

En France, nous avons 25 sucreries de betterave, et 5 sucreries de canne. Ces usines produisent différents sucres dans les proportions suivantes : 92 % de sucre blanc de betterave non raffiné, 4 % de sucre roux de canne aussi appelé cassonade, et 4 % de sucre blanc de canne raffiné.

La sulfitation des sucres

Que le sucre soit fait à partir de la canne à sucre ou de la betterave, l'une des étapes de fabrication a pour but de le débarrasser de ses impuretés. Elle s'appelle la sulfitation.

Comme son nom l'indique, elle consiste à introduire du dioxyde de soufre (SO2) dans le jus issu du broyage des cannes ou des betteraves. Les professionnels parlent de son odeur et de sa toxicité, et aussi de l'inconvénient de laisser du "soufre" résiduel dans les effluents de cristallisation et dans le produit fini.

Ces professionnels font le même abus de langage que les professionnels du vin, car ce "soufre" résiduel est en fait du dioxyde de soufre (SO2) particulièrement toxique.

Des techniques de fabrication alternatives à l'utilisation de dioxyde de soufre existent et donnent même lieu à des brevets internationaux, telles que l'utilisation de peroxyde d'hydrogène (Brevets AT-B-324 248, US-A-4196017, EP0419384B1), ou de la micro filtration (Brevet EP2000091522).

La technique de fabrication n'est pas mentionnée sur l'étiquette.

Le sucre blanc

Les sulfites sont donc utilisés pour blanchir le sucre. Le sucre de betterave étant naturellement plus blanc que le sucre de canne, on peut imaginer que la dose de sulfites utilisés lors du sulfitage est plus faible.

Le sucre roux

Puisque les sulfites servent à blanchir le sucre, il suffit donc de choisir du sucre roux, n'est-ce-pas ? Bien que ce raisonnement ait du sens, les choses ne sont malheureusement pas aussi simples que cela. Les sucres roux sont en fait des sucres blancs qui ont été recuits et/ou auxquels on a ajouté de la mélasse. La raison est qu'il est bien plus facile de produire 100 tonnes de sucre blanc, et d'en recuire 15 tonnes pour obtenir du sucre roux, plutôt que de gérer deux fabrications différentes.

La cassonade

La cassonade est le sucre de canne roux. Malgré son apparence plus naturelle, elle est un peu plus sulfitée que le sucre blanc de betterave.

Le sirop de glucose

Le sirop de glucose est un autre type de sucre. Il est fabriqué non pas à partir de plantes riches en sucres comme la betterave ou la canne, mais à partir de plantes riches en amidon comme le blé, le maïs, l'orge, et la pomme de terre. Vous trouverez parfois la mention sirop de glucose de maïs, ou sirop de glucose de blé.

Le processus de fabrication consiste à utiliser des enzymes pour casser les longues molécules d'amidon en molécules de glucose plus courtes. Une fois la bonne taille atteinte, les enzymes sont neutralisées avec des sulfites.

Le sirop de glucose est très utilisé en confiserie, et voici les avantages qu'un fabricant met en avant auprès des pâtissiers : apporte brillance et texture, empêche la cristallisation, faible pouvoir sucrant (<60), et teneur élevée en sulfites (190 à 260 mg/kg) ! Les sulfites comme agents technologiques seraient donc bien des conservateurs, "à l'insu de leur plein gré".

Le sirop de glucose est aussi très utilisé dans les produits industriels car c'est le sucre le moins cher. Nous le trouverons dans les plats préparés, les desserts, et surtout les sodas.

Le fameux "high fructose corn syrup" américain est fabriqué de la même façon. Chez nous, il est appelé sirop d'isoglucose ou sirop de glucose-fructose, mais il est beaucoup moins utilisé que le sirop de glucose.

Le dextrose

Le dextrose est aussi appelé D-glucose. Il est fabriqué de la même manière que le sirop de glucose, et comporte les mêmes risques.

Le fructose

C'est le sucre naturel présent dans les fruits et le miel, mais aussi un produit que l'on peut acheter en poudre. Il aurait certains avantages nutritionnels. Je n'ai pas encore identifié si son processus de fabrication nécessite une étape de sulfitage ou pas.

Le maltitol

C'est un édulcorant. Il est aussi fabriqué à partir d'amidon, et comporte les mêmes risques que le sirop de glucose.

Les épices et les condiments

Ce sont des ingrédients que nous ajoutons en faible quantité à nos plats. Ceux qui sont principalement concernés par les sulfites sont les fines herbes sèches, le vinaigre de vin et le vinaigre balsamique, ainsi que les moutardes.

Les sulfites sont ajoutés comme additifs essentiellement pour leur rôle de conservateur.

Bertrand Waterman

Dans les additifs

Nous allons maintenant voir un certain nombre d'additifs utilisés par l'industrie alimentaire dans lesquels les sulfites sont utilisés en tant qu'auxiliaires technologiques, et donc potentiellement non déclarés. Nous allons tenter de comprendre les processus de fabrication et les normes industrielles en vigueur pour chacun de ces ingrédients.

C'est une liste que je continuerai d'étoffer au fur et à mesure de mes recherches et découvertes.

Les colorants caramel

Des sulfites dans le caramel ? Oui, mais nous parlons des colorants caramel alimentaires, et pas des bonbons. Nous allons être surpris par le nombre d'aliments dont les couleurs varient du doré au brun foncé grâce aux colorants caramel. Alors passons ces colorants en revue :

- Le colorant caramel ordinaire (classe I ou E150a) : il est préparé par cuisson de sucre et ne contient ni sulfites ni ammonium. Il est de couleur jaune-orangé et utilisé pour colorer par exemple les boissons alcoolisées telles que les whiskies et les cognacs. Il ne représente qu'1 % des utilisations industrielles.

- Le colorant caramel de sulfite caustique (classe II ou E150b) : il est préparé par cuisson de sucre en présence de sulfites. Il est de couleur jaune-orangé et utilisé pour colorer par exemple des biscuits et des céréales de petit-déjeuner. Il ne représente que 2 % des utilisations industrielles. Le taux résiduel de sulfites dans ce colorant est de 0,2 % = 2000 mg/L. La teneur en soufre totale est de 0,3 % à 3,5 %.

- Le colorant caramel ammoniacal (classe III ou E150c) : il est préparé par cuisson de sucre en présence d'ammonium. Il est de couleur brun-gris et utilisé pour colorer par exemple les bières, les sauces, les confiseries ou encore le pain. Il représente 27 % des utilisations industrielles.

- Le colorant caramel au sulfite d'ammonium (classe IV ou E150d) : il est préparé par cuisson de sucre en présence de sulfites et d'ammonium. Il est de couleur brun-gris et principalement utilisé dans les environnements acides comme par exemple les sodas, surtout les colas et le ginger-ale, le thé glacé, le vermouth et les vinaigres balsamiques. Il représente 70 % des usages industriels. Le taux résiduel de sulfites dans ce colorant est de 0,2 % = 2000 mg/L. La teneur en soufre totale est de 0,8 % à 2,5 %.

Les colorants sont d'une manière générale autorisés par catégorie d'aliment à des doses allant de 1000 (0,1 %) à 5000 (0,5 %) mg/kg, mais parfois jusqu'à 50000 mg/kg (5 %).

Plus un aliment contenant du E150b ou E150d est foncé, plus il contient de colorant caramel, et donc de sulfites. C'est par exemple le cas du vinaigre balsamique ou de certains rhums très bruns. J'ai lu qu'une canette de cola pouvait contenir jusqu'à 7 mg de sulfites.

L'amidon ou la fécule

L'amidon est utilisé dans l'industrie alimentaire parce qu'il est nutritif comme dans les féculents, mais aussi parce qu'il constitue un bon agent de texture. C'est un épaississant qui sert à apporter de la tenue, du liant et du moelleux, ou un gélifiant qui sert à apporter du fondant.

Il entre dans la fabrication des gâteaux et des pâtisseries, des flans et des entremets, des crèmes pâtissières et d'autres textures gélatineuses. Il est aussi utilisé dans de nombreux plats cuisinés en conserve pour les épaissir, ou congelés pour leur donner une texture et une présentation qui résiste à la congélation/décongélation.

Il y a plusieurs types d'amidons fabriqués à partir de blé, de maïs, de manioc, ou de pomme de terre. L'amidon de pomme de terre est appelé fécule ou fécule de pomme de terre.

Les amidons sont modifiés pour changer leurs caractéristiques :

- Amidon traité aux acides et amidon fluidifié : traitement avec de l'acide chlorhydrique, de l'acide sulfurique ou de l'acide phosphorique.
- Amidon blanchi : traitement avec de l'acide peracétique et de l'eau oxygénée, de l'eau de javel, du chlorite, du permanganate de potassium, du persulfate d'ammonium, ou des sulfites.

La dose maximale de sulfites autorisés dans le Codex Alimentarius pour les amidons de blé, de maïs, et de pomme de terre est de 50 mg/kg.

La pectine

La pectine vient de certains fruits, en particulier de la pomme. Elle est essentiellement utilisée dans les confitures et les gelées pour ses propriétés gélifiantes.

La pectine naturellement contenue dans les fruits ne contient pas de sulfites. Cependant, les industriels qui fabriquent des tonnes de confitures n'utilisent pas de pommes : ils achètent de la pectine prête à l'emploi fabriquée industriellement.

Ces fabricants de pectine, pour la plupart basés en Chine, publient des spécifications de leur pectine où nous pouvons lire la teneur maximale en SO2 tout en bas du tableau :

Items	Standard	Analysis Result
Appearance	Light yellow powder Light yellow powder ppowder ppopowderpowder	Qualified
Particle Size	≥95% pass through 60 mesh	Qualified
Gel Degree (USA-SAG, °)	150±5°	151°
Galacturonic acid %	≥ 65.0	91.5
Loss on drying %	≤ 10	7.0
Ash content %	≤ 5	2.5
Degree of esterification %	66-72	70.8 8
Hydrochloric acid insoluble%	≤ 1	0.16
PH(2.5% water solution)	2.6-3.0	2.8
Heavy Metals (Pb) mg/kg	≤ 15	<15
As mg/kg	≤ 2	<2
Pb mg/kg	≤ 5	<5
SO_2 %	≤ 0.005	<0.005

Les sulfites ne sont pas ajoutés à la pectine, mais ils sont utilisés comme agents technologiques pendant la fabrication. La norme industrielle spécifie une dose de SO2 (dioxyde de soufre) résiduelle maximale de 0.5 %, soit 5000 mg/kg.

Une confiture ou une gelée contient généralement 1 % de pectine. La quantité maximale de sulfites dans la confiture ou la gelée est donc de 50 mg/kg de sulfites. C'est autant que dans du vin moyennement dosé en sulfites.

La gélatine

Vous connaissez surement les feuilles de gélatine transparentes à dissoudre dans de l'eau pour préparer des flans.

Le nom gélatine est parfois utilisé pour qualifier tous les types de gels et de gelées, mais ce terme s'applique uniquement aux produits issus de protéines animales. Il n'existe pas de gélatine d'origine végétale. C'est un ingrédient très utilisé dans l'industrie alimentaire. Tiens, j'ai dit "ingrédient", et ce n'est pas par hasard. Voici ce que nous dit le groupe des fabricants européens de gélatine (Source : www.gelatine.org.) :

"La gélatine - un produit naturel et sain : la gélatine est une protéine pure obtenue à partir de matières premières animales contenant du collagène. La gélatine est un ingrédient alimentaire et non un complément alimentaire avec un E-Number. Aujourd'hui, les consommateurs sont de plus en plus conscients des ingrédients utilisés dans leurs produits de tous les jours. La demande de ce qu'on appelle "Clean labelling" augmente de plus en plus. Aliment naturel, la gélatine répond tout à fait à cette demande."

La gélatine est donc considérée comme un ingrédient selon les normes européennes, et non pas comme un additif. C'est pourquoi elle n'a pas de numéro E. Elle est à la mode grâce au développement des produits allégés et du "clean label" et utilisée comme épaississant, stabilisant ou agent texturant dans de nombreux produits :

- Dans les produits allégés en graisses, en sucre et en calories : elle améliore la texture. Elle permet de faire des mousses qui ont moins de poids pour le même volume, et donc moins de calories. Elle simule également la sensation de gras en bouche.
- Dans les produits à base de viandes comme les hot-dogs : elle donne de la texture et développe les arômes. Elle simule également la sensation de gras en bouche.
- Dans la confiserie : elle apporte texture et consistance, et elle augmente la durée de conservation des bonbons gélifiés, des caramels mous, des guimauves, des marshmallow, des meringues et des autres réglisses.
- Dans la pâtisserie : elle stabilise la texture des crèmes et prolonge leur durée de conservation. Elle permet la congélation et la

décongélation sans dégradation de l'aspect du produit.

- Dans les produits laitiers et les desserts, les glaces, les margarines et les confitures : elle permet d'obtenir des textures fermes, légères et onctueuses en bouche.

Nous noterons que sa capacité à jouer un rôle de conservateur est régulièrement mise en avant. La gélatine est aussi mentionnée par les personnes très sensibles aux sulfites. Certaines allant même jusqu'à dire que la gélatine des gélules des médicaments leur pose problème, alors que la quantité de sulfites est absolument minime.

Si la partie précédente vous a peut-être donné envie de manger, celle qui suit risque de vous couper l'appétit.

La gélatine est fabriquée à partir de sous-produits de l'industrie de la viande, principalement des os et des peaux de bovins ou de porcs destinés à la consommation humaine.

Le maintien à ébullition de certains cartilages ou os permet d'extraire de la gélatine dissoute dans l'eau. Suivant sa concentration, le bouillon obtenu peut former naturellement une gelée par refroidissement. Des variétés particulières de gélatine peuvent être préparées à partir de poisson ou de certains animaux de manière à être halal ou kasher.

Il est difficile d'obtenir des informations détaillées sur l'utilisation des sulfites dans le processus de fabrication de la gélatine. Je suppose que le prétraitement enzymatique de la matière première est stoppé grâce aux sulfites.

J'ai quand même découvert des informations intéressantes dans le Codex œnologique international. La gélatine est utilisée dans la fabrication du vin à l'étape du collage, qui consiste à clarifier le vin en agrégeant les particules en suspension. Il existe plusieurs méthodes de collage, dont celle à la gélatine.

Comme les industriels du vin sont très intéressés par les sulfites, ils nous donnent de bonnes informations :

- Pour la gélatine sous forme sèche, la teneur en SO_2 ne doit pas être supérieure à 50 mg/kg.

- Pour la gélatine sous forme de solution colloïdale, la teneur en SO2 ne doit pas être supérieure à 4000 mg/L.

En cherchant des fournisseurs industriels de gélatine alimentaire, j'ai aussi trouvé des spécifications de gélatine pharmaceutiques et alimentaires avec des taux de SO2 résiduel de 50 mg/kg.

La maltodextrine

Voici un produit situé entre l'amidon et le dextrose pur. C'est une poudre blanche composée de plusieurs sucres (glucose, maltose, matotriose, oligosides et polyosides).

Cette poudre est largement utilisée dans l'industrie agroalimentaire comme support d'arôme et excipient. Elle ne sucre pas, mais elle permet d'améliorer la texture, la solubilité, et le gonflant des aliments.

La fabrication industrielle de la maltodextrine est réalisée grâce à des enzymes et à une réaction d'hydrolyse de l'amidon de blé, de maïs, ou de pomme de terre. Une fois leur travail effectué, ces enzymes sont neutralisées par l'ajout de sulfites.

Le niveau résiduel de sulfites dans la maltodextrine est fixé à 100 mg/kg.

Le collagène

Le collagène est essentiellement utilisé dans l'alimentation pour les boyaux d'enrobage.

La dose de sulfites présents dans le collagène est de 50 mg/kg maximum. La loi française précise également que pour les vessies et les boyaux naturels destinés à être séchés, la dose de sulfites doit être inférieure à 10 mg/kg.

Nous allons donc le retrouver dans les charcuteries comme les saucisses et les saucissons. La dose utilisée est minime par rapport au poids total de l'aliment.

Nous reviendrons sur le collagène dans le cas des cosmétiques.

Dans les aliments transformés

Nous allons maintenant parler de tous les autres aliments qui sont plus ou moins transformés avant d'être consommés. Ce sont des transformations simples comme le séchage ou la découpe et congélation, ou des transformations plus complexes comme des mélanges et des fermentations.

Sous l'égide de l'OMS et de la FAO, le Codex Alimentarius est la bible de l'industrie agro-alimentaire internationale (www.codexalimentarius.org.). Il n'a pas de vocation légale, mais il nous donne une idée très précise des usages en vigueur dans l'industrie alimentaire.

Le Codex publie un document qui nous intéresse particulièrement. C'est la Norme générale Codex pour les additifs alimentaires (NGAA, Codex STAN 192-1995).

Ce document de 446 pages liste tous les additifs alimentaires autorisés par catégorie d'aliments, accompagnés des doses maximales autorisées. (Source : www.fao.org/fao-who-codexalimentarius/standards/gsfa/fr/).

Ces recommandations ne sont pas contraignantes pour les États membres, mais elles reprennent les pratiques et les lois existantes, et servent souvent de base pour l'élaboration des législations nationales.

La partie de ce document qui traite des sulfites nous permet d'identifier :

- Toutes les catégories d'aliments susceptibles de contenir des sulfites, et les doses maximales recommandées.
- Toutes les catégories d'aliments dans lesquels les sulfites peuvent être utilisés à des doses inférieures à 10 mg/L, et qui ne seront donc pas étiquetés.

À la page 247 - ce numéro de page peut varier si le document est mis à jour - , vous trouverez la liste des sulfites, leur codification de

E220 à E228 et E539, ainsi que tous les aliments susceptibles d'en contenir et à quelles doses maximales.

Nous y apprenons par exemple que des aliments comme les fruits surgelés, les coulis de fruits, le lait de coco, ou les légumes secs peuvent en contenir bien plus que la moutarde ou le vin ! Voilà un exemple pour les fruits.

No. de Cat.	Catégorie d'aliment	Limite maximal	Notes	Année Adoptée
04.1.1.2	Fruits frais traités en surface	30	44 & 204	2011
04.1.2.1	Fruits surgelés	500	44 & 155	2007
04.1.2.2	Fruits secs	1000	44, 135 & 218	2006
04.1.2.3	Fruits conservés au vinaigre, à l'huile ou en saumure	100	44	2006
04.1.2.5	Confitures, gelées et marmelades	100	44	2008
04.1.2.7	Fruits confits	100	44	2006
04.1.2.8	Préparations à base de fruits, incluant pulpes, coulis, nappages à base de fruits et lait de coco	100	44 & 206	2012

Attention néanmoins :

- Les aliments sont susceptibles de contenir des sulfites, mais ce n'est pas certain. Les fabricants peuvent aussi utiliser d'autres additifs que les sulfites.
- La dose de sulfites indiquée est une dose maximale. Les fabricants peuvent utiliser moins de sulfites que la dose maximale.
- Les doses de sulfites sont indiquées en mg/L ou en mg/kg d'aliment. La dose totale de sulfites dépend alors de la quantité d'aliment que nous mangeons. Nous risquons de consommer plus de sulfites en mangeant 200 grammes de frites surgelées qu'en mangeant cinq grammes de moutarde.

Malgré ces limites, le Codex m'est apparu comme le meilleur point de départ pour identifier tous les aliments susceptibles de contenir des sulfites.

Vous pouvez parcourir les tableaux sur les sulfites à partir de la page 247, mais je vous invite à patienter.

J'ai fait des recherches complémentaires sur les sulfites en tant qu'auxiliaires technologiques. J'ai calculé les quantités moyennes de chaque aliment que nous mangeons afin de calculer les doses maximales de sulfites par portion. J'ai évalué le risque que ces doses présentent par rapport aux doses journalières admissibles pour des personnes ayant différents niveaux d'intolérance aux sulfites. Voici à quoi ressemble le tableau final :

Familles de Produits	Sulfites (mg) Maxi	Sulfites (mg) Moyen	à	dans (g)		de l'aliments	Sulfites (mg)	Cumul / Jour pour Sensibilité			
								Normale	Légère	Moyenne	Forte
Fruits frais traités en surface	30	10	100%	1 dessert	150	Raisin de table	2	3%	7%	13%	33%
			30%	1 dessert	150	Salade de fruits avec 1/3 de raisins	0	1%	2%	4%	10%
Fruits frais exotiques	50	17	100%	1 dessert	150	Litchi, longane, ramboutan, durian	3	6%	11%	22%	56%
			33%	1 dessert	150	Salade de fruits avec 1/3 de litchis	1	2%	4%	7%	18%
Fruits surgelés	500	167	100%	1 dessert	150	Fruits découpés surgelés	25	56%	112%	222%	556%
			80%	1 verre	300	Smoothie dans un bar à jus	40	89%	179%	356%	889%
			30%	1 dessert	150	Tarte aux fruits surgelés	8	17%	33%	67%	167%

Ce travail nous donne une vision beaucoup plus claire des risques concrets dans la vie courante. C'est ce que nous verrons en détail dans la partie consacrée à la pratique de l'élimination.

Dans les boissons

Nous savons tous que le vin contient des sulfites en dose importante. Nous savons moins que les intolérants peuvent en boire à condition de bien le choisir. Nous ne savons pas non plus que d'autres boissons, le cidre par exemple, sont bien plus risquées. Nous allons passer en revue les boissons susceptibles de contenir des sulfites afin d'être en mesure de gérer notre dose de sulfites globale, et de continuer à nous faire plaisir si nous le souhaitons. Si notre santé est fragilisée à cause des sulfites, l'alcool est à consommer avec encore plus de modération.

Le vin

Le vin mérite un chapitre à part entière pour la place qu'il occupe dans le cœur des Français, et surtout pour sa teneur en sulfites.

Au tout début de mes recherches sur les sulfites, je me suis retrouvé dans un restaurant à Bordeaux. C'était avant la loi de 2005 sur l'affichage obligatoire "contient des sulfites" sur les bouteilles. J'ai donc demandé au serveur de me recommander un vin sans sulfites. Il n'a pas compris ma question, et il a appelé le patron du restaurant. Ce monsieur est venu à la table, et m'a dit d'un ton hautain "Mais Monsieur, il n'y a aucun produit chimique dans le vin, c'est entièrement naturel" !

Les choses ont quand même bien changé, et le journal l'Express sortait en août 2012 un article intitulé "Un million d'amateurs de vin en surdose de sulfites". Dans cet article, nous pouvions lire :

"Les statistiques établies par l'INSEE pointent que, parmi les 40 millions de Français consommant de l'alcool régulièrement, plus d'un million de Français est aujourd'hui en surdose de sulfite à cause de son penchant pour les bons crus. Ces derniers représentent, en effet, environ 70 % de nos apports journaliers en sulfites."

Le célèbre designer Philippe Stark a parlé des sulfites dans un article du Monde publié en décembre 2016 :

"J'ai découvert le problème des sulfites par hasard. Je l'ai compris sur un de mes lieux de travail, qui se trouve à Formentera, dans les Baléares. Il y a un restaurant que j'aime beaucoup sur l'île, le Can Carlos. Le patron, Francescino, nous servait chaque soir des vins extraordinaires, mais le lendemain, j'étais dans l'impossibilité de travailler. J'avais le cerveau bloqué devant ma page. Quelqu'un m'a alors expliqué que je devais essayer les vins sans sulfites. Je l'ai fait et j'ai constaté l'extraordinaire différence de rendement dans mon travail. Je me suis aperçu que la "barre" du lendemain ne vient pas principalement de l'alcool, mais des sulfites."

Les sulfites et la fabrication du vin

Nous allons commencer par expliquer à quoi servent les sulfites dans la fabrication du vin afin de comprendre pourquoi les doses seront plus ou moins fortes.

Les sulfites ont quatre rôles clefs.

Conservateur : ils protègent le vin de l'oxydation en se combinant à l'oxygène.

Antiseptique et antifongique : ils permettent de contrôler la fermentation alcoolique en bloquant le développement des bactéries et de certaines levures. Ils permettent de désinfecter les barriques et le matériel en tuant les champignons et les moisissures.

Stabilisant et contrôlant : ils permettent de favoriser les levures les plus efficaces pour la fermentation alcoolique en bloquant les autres.

Dissolvant et clarifiant : ils permettent d'accélérer la décomposition du raisin et la libération des tannins et des arômes. Ils permettent de clarifier le vin en précipitant certains composants comme les polyphénols.

Ils sont utilisés tout au long du cycle de fabrication du vin.

Lors de la désinfection des barriques : le vigneron brûle des mèches de soufre qui dégagent du dioxyde de soufre qui pénètre le bois des barriques. Lorsque le vin est versé dans la barrique, le dioxyde de soufre migre dans le vin et se transforme en acide sulfureux au contact de l'eau du vin. L'acide sulfureux est instable et se transforme à son tour en sulfites.

Lors de la vendange : les différentes manipulations peuvent faire éclater la peau du raisin, en particulier si la vendange est mécanique. Le sucre du raisin entre en contact avec l'oxygène de l'air, et risque de démarrer une fermentation alcoolique non contrôlée. Pour l'éviter, le vigneron asperge le raisin de sulfites.

Dans le cas particulier du mutage : cette étape a pour objectif de conserver les sucres résiduels du moût pour obtenir des vins doux ou liquoreux. Le vigneron utilise les sulfites pour stopper la fermentation avant qu'elle ne transforme tous les sucres.

Pendant la fermentation alcoolique : si celle-ci sort des critères souhaités.

À la fin de la fermentation alcoolique : pour contrôler la fermentation malolactique.

Lors des soutirages à l'air : pour éviter l'oxydation du vin lorsqu'il est transféré de barrique en barrique pendant son élevage.

Juste avant la mise en bouteille : pour stabiliser le vin pour le transport et la commercialisation.

Nous entendons parler de SO2 libre, de SO2 combiné, et de SO2 total, qui constitue la somme des deux précédents.

Le SO2 libre est composé de SO2, de bisulfite et de sulfite. C'est le plus actif dans le vin et le plus important pour le vigneron.

Le SO2 combiné est composé de bisulfites qui se marient avec d'autres molécules possédant un groupe carbonylé. Il est majoritairement présent dans le vin sous forme d'acétaldéhyde bisulfite.

Pour nous, c'est la dose de SO2 total qui compte.

Si le vin possède une teneur en SO2 supérieure à 10 mg/L, comme c'est le cas pour 99 % des bouteilles, la directive européenne de 2005 impose aux vignerons d'écrire sur l'étiquette la mention "contient des sulfites", "contains sulphites", "contient du dioxyde de soufre" ou "contient de l'anhydride sulfureux", accompagnée ou non des mentions E220 ou SO2,

Par contre, et c'est un problème, la teneur exacte en sulfites ne doit pas obligatoirement être mentionnée, et nous ne la trouverons donc pas sur l'étiquette. Nous ne savons pas si un vin contient 12 mg/L ou bien 240 mg/L de sulfites. Les autres mentions comme "sans sulfites ajoutés", "vin agriculture biologique", "vin bio dynamique", "Déméter" ou "vin naturel" sont intéressantes, mais elles ne sont pas suffisantes pour choisir un vin contenant le moins de sulfites possible. Voilà pourquoi nous devons approfondir le sujet.

Les sulfites et le business du vin

L'utilisation des sulfites est aussi liée aux enjeux financiers de l'industrie du vin. Cette industrie est le deuxième secteur d'activité à l'exportation après l'aéronautique, devant les parfums et les cosmétiques.

C'est donc aussi une histoire de gros sous, ce qui explique les positions enflammées et les points de vue très différents à propos des sulfites.

Cela n'est pas toujours facile à comprendre pour nous consommateurs, et je vais tenter de vous expliquer les dessous de l'affaire.

Les entreprises les plus connues possèdent des marques de vin de renommée mondiale. Ces vins sont vendus à des consommateurs étrangers comme les Américains, les Anglais et les Chinois. Lorsqu'ils achètent une bouteille de vin français de marque, ces consommateurs veulent reconnaitre le gout spécifique d'un château avec chaque bouteille et chaque millésime. Ils ne veulent pas non plus de mauvaise surprise, comme une bouteille bouchonnée par exemple.

Le produit est donc standardisé avec un goût similaire quelle que soit la météo d'une année sur l'autre. Certains utilisent même des levures exogènes en éliminant les levures naturelles pour obtenir le résultat le plus constant d'une année sur l'autre. Il est produit en grandes quantités et expédié aux quatre coins du monde. Pour faire ce type de vin, il est obligatoire d'utiliser des sulfites en quantité.

À l'opposé, les protagonistes des vins les plus naturels possibles sont des petits artisans qui laissent s'exprimer la nature et dont les vins changent de goût à chaque cuvée. Ils limitent ou éliminent tous les produits chimiques. Ils produisent en petites quantités et vendent localement. Ces vins sont beaucoup plus exigeants en termes de conditions de transport et généralement vendus dans leur pays de production.

Entre ces deux types de vin, ce n'est pas du tout le même métier. D'un côté, nous avons des industriels du vin et de l'import-export, et de l'autre, des petits vignerons artisans.

Les vins bio et naturels sont devenus de plus en plus demandés par les consommateurs à la recherche de produits plus authentiques et utilisant moins de produits chimiques. Sous cette pression des consommateurs, les protagonistes du vin industriel ont été amenés à réagir et se sont mis à communiquer avec leurs gros moyens pour défendre l'image de leur produit.

Ils se sont bien sûr attaqués au sujet des sulfites : ils nous ont d'abord expliqué qu'ils utilisaient surtout du soufre et que les sulfites étaient naturels. Ils nous ont raconté que c'était sans problème puisque les Romains faisaient déjà la même chose. Ils ont essayé de nous convaincre que les vins sans sulfites étaient mauvais. Ils ont fini par être moins démagogiques et nous dire qu'ils travaillaient très dur pour diminuer les doses de sulfites.

Au-delà de ces politiques de communication, nous devons en revenir aux faits, et c'est la dose de sulfites qui est importante pour nous.

Les quantités de sulfites dans les vins conventionnels, bio, ou bio dynamiques, ne sont pas fondamentalement différentes pour des personnes intolérantes comme nous. Un seul verre de vin atteint facilement les 10 mg.

Par contre, certains vins naturels peuvent avoir des doses considérablement plus faibles. Certains vins ont des doses inférieures à 5 mg/L, soit 1 mg par verre.

Le vin conventionnel

C'est la loi qui fixe les teneurs maximales en sulfites. Plus les vins sont blancs et sucrés, plus ils ont besoin de sulfites pour être fabriqués et stabilisés, et plus la loi autorise des teneurs maximales élevées. Les voici :

- Vins rouges secs : 160 mg/L soit 32 mg pour un verre.
- Vins doux naturels : 200 mg/L soit 40 mg pour un verre.
- Vins blancs et rosés secs : 210 mg/L soit 42 mg pour un verre.
- Vins mousseux et champagnisés : 210 mg/L soit 42 mg pour un verre.
- Vins demi-secs : 260 mg/L soit 52 mg pour un verre.
- Vins moelleux : 300 mg/L soit 60 mg pour un verre.
- Vins liquoreux : 400 mg/L soit 80 mg pour un verre.

Ce sont bien sûr les doses maximales autorisées, et tous les vins n'en contiennent pas autant. Mais si nous revenons à la DJA de 45 mg par jour pour une personne de 65 kg et que nous prenons un vin faiblement dosé à 30 mg/L :

- Un verre de 20 cl contient 6 mg, soit 13 % de la DJA.
- Deux verres contiennent 12 mg, soit 26 % de la DJA.
- Trois verres contiennent 18 mg, soir 40 % de la DJA.

En tant que personnes intolérantes aux sulfites, nous pouvons avoir une dose journalière admissible de la moitié ou du dixième de la dose normale. Le vin conventionnel risque donc de nous faire dépasser cette dose très rapidement.

Le vin sans soufre ou sans sulfites

Lorsque nous cherchons à diminuer notre exposition aux sulfites, nous pouvons nous faire conseiller des bouteilles "sans sulfites" ou "sans soufre" sur l'étiquette. Il y aurait donc des vins sans sulfites ou sans soufre ?

En réalité, il faut parler de vins sans soufre ou sans sulfites "ajoutés", et cette subtilité a beaucoup d'importance.

Ces vins seraient fabriqués avec un apport de sulfites "naturels". Il est vrai que le développement des levures lors de la fermentation s'accompagne d'une formation de composés soufrés plus ou moins volatils, à partir des acides aminés soufrés du raisin, voire des additifs soufrés tels que les pesticides.

Ces vins conventionnels soi-disant "sans sulfites ajoutés" sont donnés pour des teneurs en sulfites "naturels" de l'ordre de 30 mg/L.

Je ne suis pas chimiste ni vigneron, mais comme j'ai pu trouver des vins naturels dont les teneurs en sulfites vérifiées par des laboratoires sont de 2 à 7 mg/L de sulfites, je me demande comment la fermentation peut générer quelques mg/L de sulfites dans un cas, et dix fois plus dans un autre.

Je pense alors que nous devons être méfiants, et envisager que les termes "sans sulfites ajoutés" et "sulfites naturels" sont surtout du marketing servant à endormir notre vigilance.

Je pense que cela ne prend pas en compte le moment où le vigneron brûle des mèches de soufre dans ses barriques, puisqu'il n'ajoute pas directement des sulfites, ou bien le moment où il traite le raisin pendant la vendange, puisque ce n'est pas encore du vin. La conséquence est pourtant bien de retrouver des sulfites dans le vin, et ils n'ont rien de naturel.

Nous devons donc rester très vigilants. De toutes les manières, avec 30 mg/L de sulfites qui ne sont soi-disant pas "ajoutés", c'est encore trop pour nous, et nous verrons que l'on peut trouver beaucoup mieux.

Le vin bio

La culture du raisin peut être conventionnelle, ou bio. Dans le cadre d'une culture conventionnelle, les herbicides, les engrais et les pesticides de synthèse contiennent des composés soufrés qui peuvent ensuite donner lieu à la présence de sulfites dans le vin.

La fabrication du vin peut elle aussi être conventionnelle ou bio. Un vin "fabriqué à partir de raisin issu de l'agriculture biologique" peut utiliser des méthodes de vinification conventionnelles.

Avant 2012, le label AB Agriculture Biologique ne concernait que la culture du raisin. On parlait uniquement de vin "fabriqué à partir de raisin biologique" mais le label ne fournissait aucune garantie concernant la vinification.

Pour couvrir la fabrication du vin, les fédérations Vin Bio FNIVAB et Natures & Progrès ont structuré une charte et une certification privée pour des vins entièrement bio.

Depuis 2012, le label AB Agriculture Biologique couvre la culture du raisin et la fabrication du vin.

La fabrication du vin bio limite le nombre et la quantité de produits chimiques qui peuvent être utilisés pendant la vinification et l'élevage du vin. Les sulfites restent autorisés avec une dose diminuée de 30 à 50 mg/L par rapport à celle des vins conventionnels.

Un vin rouge à 160 mg/L maximum en conventionnel sera donc à 110 mg/L maximum en bio. Cette quantité reste trop importante pour nous.

Le vin biodynamique

Ils obéissent à des règles plus contraignantes encore que les vins bio et sont certifiés par deux organismes :

- Demeter créé en 1932 : il s'applique à toutes les activités agricoles faites en biodynamie et pas seulement à la production de vin. Il y a 287 domaines viticoles labellisés en France.
- Biodyvin créé en 1995 : les domaines viticoles doivent être entièrement cultivés en biodynamie. Il regroupe 86 vignerons en Europe

À la base, la culture du raisin doit être biologique, comme pour les vins bio. C'est lors de la fabrication du vin que les ajouts de produits chimiques sont encore plus limités.

La teneur en sulfites est cette fois réduite de 50 % par rapport aux vins conventionnels. Un vin rouge à 160 mg/L maximum en conventionnel et 110 mg/L en bio aura une dose de 80 mg/L en Biodivin et de 70 mg/L en Demeter.

Cette dose reste trop élevée pour les intolérants aux sulfites.

Le vin naturel

La fabrication de vins dits "naturels" est une sorte de quête ou de recherche d'un idéal pour des vignerons qui ne se reconnaissent plus dans le vin industriel et chimique.

Les vins naturels ont pour ambition de n'utiliser aucun produit chimique pour la culture du raisin et pour la vinification.

Néanmoins, ils ne sont pas encadrés par la loi ni même bien structurés par la profession.

Le raisin est cultivé comme pour les vins biologiques et biodynamiques, c'est-à-dire sans pesticides, sans désherbants et sans engrais chimiques de synthèse.

Les vendanges sont manuelles pour mieux sélectionner les raisins et moins les abîmer, et éviter leur fermentation et leur dégradation.

Lors de la vinification, l'utilisation de produits chimiques est également proscrite à la différence des vins biologiques. Tous les produits chimiques sont interdits, mais pas les sulfites.

Ne nous laissons donc pas emporter par les jolies histoires des vins naturels. Oui, c'est une approche à laquelle nous souscrivons, et oui, c'est un très grand progrès pour diminuer les doses de sulfites utilisés, et tous les autres produits chimiques.

Mais ce n'est pas la garantie d'un vin sans sulfites.

Dans le but de formaliser l'approche des vins naturels, des professionnels ont créé l'AVN (association des vins naturels). Ils ont produit une charte dans laquelle les seuls produits chimiques qu'ils s'autorisent à ajouter à leurs vins sont les sulfites :

"Aucun intrant œnologique utilisé sauf le SO2 (sulfites ajoutés), à raison d'une teneur maximale en SO2 total de : 30 mg/L pour les vins rouges et effervescents, 40 mg/L pour les vins blancs secs, 80 mg/L pour les vins blancs à sucres résiduels > à 5 g/l".

Nous avons vu l'importance des sulfites et vous vous imaginez bien que sans leur aide, un vigneron pourrait tout simplement perdre un grand nombre de bouteilles sur une année de production.

Entre le rêve de faire un vin entièrement naturel, et la nécessité de sortir une production tous les ans, la théorie d'un vin sans aucun produit ajouté peut être mise à mal.

Le vigneron va compter sur les sulfites naturels pour réussir son vin. Mais cela exige des méthodes de travail plus précises et couteuses, des rendements plus faibles, et une grande expertise de la vinification sans sulfites ajoutés.

Tous les vignerons qui font du vin naturel n'ont pas encore cette expertise, ou bien doivent faire face à des aléas climatiques, et vont devoir ajouter des sulfites à leur vin. Ils le feront néanmoins en cherchant à y ajouter la moindre dose possible.

Les vins naturels ne sont donc pas la garantie d'un vin sans sulfites, et les doses maximales autorisées sont encore importantes pour les personnes intolérantes.

Les vins transparents

Dans la catégorie des vins naturels, nous trouverons des vignerons qui maîtrisent la fabrication de leur vin et qui utilisent le strict minimum de sulfites. Nous trouverons surtout des vignerons parfaitement transparents qui affichent sur l'étiquette de leur bouteille le taux de sulfites mesuré par un laboratoire indépendant.

Ces vins transparents seront la meilleure solution pour toutes les personnes intolérantes aux sulfites qui ne veulent pas prendre de risques, et nous verrons dans la partie sur l'élimination comment les acheter.

Récapitulons les doses par type de vin

Voici les taux de sulfites pour les différents types de vins suivant la méthode de fabrication :

Type de vin	Normes	Rouge sec (sucres < 5g/l)	Blanc et Rosé secs (sucres < 5g/l)	Vins de liqueur et vins doux naturels	Mousseux	Demi-Secs	Moelleux	Liquoreux
Conventionnels	Règlement CEE	160	210	200	210	260	300	400
Biologiques	FNIVAB	100	120	100	100	150	250	360
Biologiques	Nature et Progrès	70	90	80	60	130	150	150
Bio dynamiques	Demeter	70	90	80	60	60	130	200
Bio dynamiques	Biodyvin	80	105	100	96	104	175	200
Naturels	Charte ANV	30	40	Non dispo	Non dispo	Non dispo	Non dispo	80
Naturels	Testés et Affichés	7	7	Non dispo	Non dispo	Non dispo	Non dispo	Non dispo

Nous avons donc vu qu'en allant des vins conventionnels vers les vins bio, puis biodynamiques Demeter et Biodyvin, la dose maximale de sulfites autorisée diminue, mais reste trop élevée pour les intolérants aux sulfites.

Par contre, les différences entre ces vins sont bien plus importantes sur d'autres produits chimiques. Si vous souhaitez approfondir le sujet des produits chimiques autorisés en fonction des types de vinification, je vous recommande la lecture de ce document : www.itab.asso.fr/downloads/viti/regles-vinif-bio-aivb090109.pdf.

Pour revenir aux sulfites, nous constatons que seuls les vins naturels changent radicalement la donne en termes de doses de sulfites, mais que la dose maximale reste encore significative pour nous. Nous nous orienterons vers les vins naturels qui affichent leurs doses exactes de sulfites.

La bière

Tout comme le vin, la bière est une boisson alcoolisée fermentée. La teneur maximale autorisée en sulfites dans la bière est de 50 mg/L. Nous allons voir quelles bières contiennent plus ou moins de sulfites.

La bière blonde standard

La dose maximale autorisée dans ces bières est de 20 mg/L. D'après mes tests personnels, la plupart de ces bières en contiennent environ 10 mg/L, juste sous la limite pour l'étiquetage.

La bière double ou triple fermentation

La dose peut aller jusqu'à 50 mg/L. Ce sont des bières brassées à partir d'une plus grande quantité de sucre et plus alcoolisées. Une bière double fait environ 7 %. Une bière triple fait 9 %. Ces bières contiennent plus de sulfites car il faut stopper cette fermentation plus forte due à la présence de plus de sucre.

Les bières spéciales aux fruits

La dose peut aller jusqu'à 50 mg/L. Ces bières peuvent comporter jusqu'à 25 % de jus de fruit comme la cerise, et donc plus de sucre.

Les bières ambrées et foncées

Ces bières font souvent appel à des colorants caramel pour obtenir une couleur plus intense et foncée. Si ces colorants caramel sont le E150b ou le E150d, ils constituent une source de sulfites supplémentaires.

La bière allemande

En tant qu'amateur de bière et sensible aux sulfites, j'ai souvent discuté de ce problème avec mes collègues de différents pays européens. Un Allemand était tout heureux de m'apporter la solution.

Depuis 1516, les Allemands ont édicté une loi sur la pureté de la bière. Les seuls ingrédients autorisés par le texte étaient l'orge, le houblon et l'eau.

Avec une réglementation datant de 1516, la réalité d'aujourd'hui est probablement moins simple… alors j'ai fait quelques recherches.

Après la Seconde Guerre mondiale, cette réglementation a été limitée aux bières brassées et vendues en Allemagne, et ne concernait déjà plus la bière destinée à l'exportation.

Plus récemment, et en raison de la réglementation européenne, d'autres ingrédients sont dorénavant autorisés dans les bières allemandes.

Personnellement, j'ai testé de la bière brassée et embouteillée à Munich et elle est ressortie à 10 mg/L, comme toutes les autres.

La loi allemande sur la pureté de la bière ne garantit donc aucunement l'absence de sulfites.

La bière vivante anglaise

Un autre collègue m'a parlé de la bière vivante dans les pubs anglais. La tradition est très forte en Angleterre et de nombreux pubs brassent eux-mêmes leur bière. Cette bière est alors dite vivante, car la fermentation n'est pas stoppée.

La bière peut être stérilisée par micro filtration et par pasteurisation. Elle ne contiendrait donc pas de sulfites.

Le pub doit brasser de la bière en petites quantités et la vendre rapidement. Si le pub vend aussi cette bière aux supermarchés du coin, c'est qu'elle est très probablement sulfitée comme toutes les autres.

S'ils n'ajoutent pas de sulfites dans la bière, ils en utilisent probablement pour nettoyer et désinfecter leur équipement.

Cette mode des micro-brasseries se développe chez nous, et nous en avons peut-être une à visiter à côté de chez nous.

Le cidre et le poiré (cidre de poire)

En cherchant à éviter le vin, nous pourrions être tentés de nous tourner vers le cidre qui nous apparaît comme une boisson plus légère.

Personnellement, j'ai très souvent eu de mauvaises expériences avec le cidre, bien plus qu'avec la bière par exemple, et je n'en bois jamais.

Les sulfites sont utilisés dans le cidre et le poiré pour les mêmes raisons que dans la bière ou le vin. Mais le cidre est sucré et les sulfites sont utilisés en quantités comparables au vin pour empêcher une reprise de la fermentation.

La quantité maximale de sulfites autorisée est de 200 mg/L.

Les spiritueux

Si la présence des sulfites dans le vin est bien connue, ils sont aussi présents dans d'autres spiritueux pour plusieurs raisons.

À cause des colorants caramel E150b et E150d

Vous pensiez que la belle couleur ambrée du whisky provenait de son vieillissement en fût de chêne ? Oui, mais pas seulement : les colorants caramel y sont aussi pour quelque chose.

Tous les alcools à la belle couleur jaune ambrée jusqu'à la couleur brune sont susceptibles de contenir ces colorants, et donc des sulfites. Ils sont tout simplement utilisés pour donner l'apparence du vieillissement en fût de chêne aux whiskys, aux whiskeys, aux bourbons et aux rhums.

D'une manière générale, plus l'alcool est bon marché, moins il a vieilli, et plus sa couleur est foncée, plus il contient de colorants caramel. Si ces colorants sont les versions E150b ou E150d, alors il contient des sulfites.

Quand ils sont fabriqués à partir de vin

On n'y pense pas toujours, mais les spiritueux élaborés à partir de vin sont nombreux :

- Les eaux-de-vie de vin ou les eaux-de-vie de marc : Brandy, Cognac, Armagnac, marc de raisin, grappa.
- Les vins de liqueur régionaux.
- Les boissons aromatisées à base de vins et de vins aromatisés : les vermouths comme le Martini, le Cinzano, le Lillet et le Byrrh.

Non seulement ils contiennent les sulfites venant du vin lui-même, mais ils peuvent aussi contenir des sulfites supplémentaires provenant des colorant caramel E150b et E150d.

Des produits comme le Martini Rosé et le Martini Rouge sont parfaitement étiquetés avec la mention "contient des sulfites".

Le rhum

Le rhum est vendu blanc, ambré, ou même brun. Il est éventuellement coloré avec ces fameux colorants caramel. Plus il est foncé, plus c'est risqué.

Toutefois, le rhum présente également un autre problème. Il est fabriqué à partir de canne à sucre de la même manière que le sucre de canne. Ce qui veut dire qu'avant d'être fermentée, la canne est broyée, puis sulfitée. Dans le cas de la fabrication du rhum, cette étape s'appelle même le barbotage au gaz sulfureux.

On est parfois tenté de choisir le produit d'un petit producteur en se disant qu'il est plus naturel. Mais du point de vue des sulfites, c'est probablement une mauvaise idée.

Les sulfites sont très simples et économiques à utiliser, et c'est la solution qu'un petit producteur choisira. À l'opposé, une usine qui traite des gros volumes pourra investir dans des machines de micro filtration, et ne pas avoir besoin des sulfites.

Les jus de fruits et de légumes

Vous avez déjà pressé des fruits ou fait un jus de légume chez vous ? Les jus sont très sensibles à l'oxydation, et la vitesse à laquelle ils se dégradent en couleur et en goût est assez impressionnante.

Par contre, les jus que nous achetons au supermarché se conservent pendant plusieurs jours pour les jus frais, et plusieurs semaines pour les autres. Même après avoir ouvert la bouteille, ils ne changent pas vraiment de couleur pendant plusieurs jours.

C'est bien sûr grâce aux techniques comme la pasteurisation sous vide, mais aussi grâce aux sulfites. Tous les jus de fruits et de légumes contiennent des sulfites à une dose inférieure à 10 mg/L, et rien n'est écrit sur l'étiquette.

La dose de sulfites est susceptible d'être plus élevée si le jus est à base de jus concentré, puisqu'il aura subi encore plus de transformations et d'étapes de fabrication. Ce jus est transformé sur les lieux de récolte, puis concentré, surgelé et expédié. C'est dans une usine d'embouteillage à proximité des lieux de consommation qu'il est décongelé, dilué, et enfin mis en bouteille.

Les jus de fruits contiennent autant de sucre que les sodas, et même si ce sucre est naturel, nous devrions limiter notre consommation comme pour les sodas.

Ils ne contiennent pas plus de sulfites que la bière et nous ne devrions pas avoir de problème en en consommant occasionnellement.

Les jus de fruits en distributeur pour les collectivités

Ces produits sont des concentrés qui sont reconstitués, c'est-à-dire dilués, par le distributeur automatique au moment de la consommation. Comme tous les autres jus de fruits, les sulfites sont autorisés jusqu'à 50 mg/L.

Le jus de citron prêt à l'emploi

Le jus de citron prêt à l'emploi à base de jus concentré est une véritable bombe à sulfites. Il se voit de loin avec sa sympathique petite bouteille en plastique jaune ou verte. Regardez l'étiquette, les sulfites sont bien mentionnés, et il en contient beaucoup.

Nous ferons attention aux vinaigrettes à base de citron dans les restaurants, et aux cocktails dans les bars. Il est bien plus rapide pour un cuisinier ou un barman d'utiliser ces produits que de presser un vrai citron.

Les sodas

Les sulfites dans les sodas proviennent de deux sources : les colorants caramel E150b et E150d, et les sucres utilisés.

Pour les colorants caramel, ce sont principalement les sodas de type Cola et Ginger-Ale qui sont concernés. Soyons vigilants avec d'autres sodas à la couleur jaune ambré ou marron foncé.

Pour les sucres, tous les sodas en contiennent beaucoup. La question est donc de savoir quel est le type de sucre utilisé.

En Europe, c'est généralement du sucre de betterave, ou du sirop de glucose-fructose. Vous trouverez souvent sur l'étiquette un code qui détermine le type de sucre présent dans la canette que vous avez entre les mains : par exemple A pour du sucre de betterave ou B pour du sirop de glucose fructose de maïs. La cannette contenant du sirop de glucose-fructose à 200 mg/kg contient plus de sulfites que celle contenant du sucre de betterave à 15 mg/kg.

Au final, pour éviter les sulfites, nous allons transformer notre alimentation et nous tourner vers des aliments plus naturels, frais, non transformés, et meilleurs pour notre santé. Nous allons aussi naturellement tourner le dos aux sodas.

Le café

Tout comme le chocolat, je n'ai pas la preuve incontestable que les sulfites sont utilisés dans la fabrication du café, mais vous êtes assez nombreux à avoir des doutes.

La chaîne du café est comparable à celle des fèves de cacao. Sur les lieux de production, les grains de café sont fermentés puis séchés avant d'être mis en sac et de partir pour de longues semaines de voyage. Les opportunités d'ajouter des sulfites sont donc comparables.

Ces ajouts tombent probablement sous la réglementation des auxiliaires technologiques, et non pas des additifs, avec toutes les zones d'ombre qui vont avec.

Je n'ai jamais trouvé d'alerte RASFF pour des sulfites détectés dans le café aux frontières de l'Europe.

À ce jour, je n'ai pas de preuve sérieuse sur la présence de sulfites dans le café, mais j'ai quand même de sérieux doutes.

SULFITES DANS LES COSMÉTIQUES

Les sulfites sont utilisés dans nos cosmétiques comme additifs et auxiliaires technologiques, tout comme dans nos aliments.

L'une des différences entre les cosmétiques et les médicaments est que les cosmétiques ne traversent pas la barrière de la peau et ne pénètrent pas à l'intérieur du corps. C'est une théorie qui permet aux industriels de tester la toxicité des cosmétiques de manière bien plus simple et moins couteuse que pour les médicaments.

Les études et les scandales des dernières années sont particulièrement nombreux (parabène, perturbateurs endocriniens). Ils nous démontrent que cette théorie est bien fragile. Il me paraît tout à fait raisonnable d'envisager que les ingrédients de nos cosmétiques passent bien la barrière cutanée et pénètrent dans notre corps.

Les quantités maximales de sulfites autorisées dans les cosmétiques se comparent aux plus hautes doses autorisées dans les aliments.

Nous utilisons bien moins de crèmes pour la peau que nous mangeons de fruits secs. Cependant, l'application des cosmétiques est très localisée et se répète tous les jours pendant plusieurs années.

Comme les sulfites nous posent des problèmes de muqueuses et de peau, il est important de se pencher sur nos cosmétiques afin d'éviter ceux qui en contiennent.

Comme additifs

Comme dans l'alimentation, les sulfites sont utilisés pour leurs propriétés de conservateurs / antioxygènes, mais aussi pour leur capacité à modifier la fibre des cheveux pour des produits qui servent à les friser ou à les lisser. Voici la liste des sulfites autorisés en cosmétique, et leurs utilisations :

- Bisulfite d'ammonium : conservateur, agent réducteur, frisage ou lissage des cheveux.
- Bisulfite de sodium : antioxydant, conservateur, agent réducteur.
- Hydrosulfite de sodium : agent réducteur, contrôle de viscosité.
- Mea-sulfite : fixation des cheveux.
- Métabisulfite de potassium : conservateur, agent réducteur, frisage ou lissage des cheveux.
- Métabisulfite de sodium : antioxydant, conservateur, agent réducteur.
- Sulfite d'ammonium : conservateur, agent réducteur, frisage ou lissage des cheveux.
- Sulfite de potassium : conservateur, agent réducteur.
- Sulfite de sodium : conservateur, frisage ou lissage des cheveux.

Les quantités maximales autorisées dans les cosmétiques sont exprimées en %. J'ai ajouté l'équivalent en mg/kg pour nous permettre de faire facilement les comparaisons avec l'alimentation.

À des fins de conservateur

- Tout type de produit : 0,20 % = 2000 mg/kg.

À des fins autres que conservateur

- Teintures capillaires oxydantes : 0,67 % = 6700 mg/kg.
- Produits de défrisage des cheveux : 6,7 % = 67000 mg/kg.
- Autobronzants pour le visage : 0,45 % = 4500 mg/kg.
- Autres autobronzants : 0,40 % = 4000 mg/kg.

La liste des ingrédients est obligatoire dans tous les pays de l'Union européenne depuis 1998. L'étiquetage des cosmétiques a la particularité d'utiliser la nomenclature internationale (INCI) dans laquelle les ingrédients naturels sont écrits en latin, par exemple "aqua" et non pas "eau" ni "water", et les ingrédients chimiques sont écrits en anglais.

La référence est la base de données CosIng de la Commission européenne sur les ingrédients cosmétiques. (Source : ec.europa.eu/growth/tools-databases/cosing).

J'ai établi la liste de tous les sulfites selon la nomenclature INCI telle que nous devrions les trouver sur les emballages et les notices. J'ai aussi eu la curiosité de chercher tous leurs synonymes. La grande majorité de ces synonymes contiennent le mot "sulfite" ou "sulphite" et ne devraient pas nous échapper.

Mais, rien n'est simple dans le monde des sulfites et cette liste contient aussi des noms avec le terme "sulfate" mais sans le terme "sulfite". Nous ne sommes pas chimistes et nous pouvons imaginer que ce ne sont pas des sulfites. Ce sont pourtant bien des sulfites dont les noms décrivent les molécules chimiques complètes composées de plusieurs sulfates.

Nous verrons la liste complète de ces noms dans la partie consacrée à l'élimination.

Comme auxiliaires technologiques

Comme dans l'industrie alimentaire, les sulfites sont aussi utilisés comme auxiliaires technologiques pour la production de certains ingrédients que nous connaissons bien.

Le collagène

Le nom du collagène vient du latin "colla" et "gemen", qui signifie "produire la colle". C'est la protéine la plus abondante dans notre corps (30 à 35 %). Du point de vue de la cosmétique, c'est une molécule qui assure la tonicité, l'élasticité et la fermeté de la peau, et qui peut lui redonner du volume.

Pour le collagène cosmétique issu du porc, on peut donc voir dans ces spécifications industrielles au milieu de ce tableau à la ligne 10 que la dose maximale admissible est de 50 mg/kg de sulfur dioxide, ou dioxyde de soufre.

90% Type II Collagen Powder from Porcine			
Item	Premium	Class I Standard	Class II Standard
State	Powder, No agglomeration		
Color	white to pale yellow	white to pale yellow	Yellow to Brown
Aroma and flavor	With this unique aroma and flavor, no peculiar smell		
Foreign matter	No visible foreign matter		
Protein.dry basis(%)	≥90.0	≥90.0	≥60.0
Hydroxyproline, dry basis(%)	≥5.0	≥5.0	≥5.0
Moisture	≤8.0	≤8.0	≤10.0
Ash	≤2.0	≤12.0	≤20.0
Sulfur Dioxide(mg/kg)	≤50	≤50	---
Peroxide(mg/kg)	≤10	≤10	---
PH (1% solution)	4.0~7.0	4.0~7.0	---
Water insoluble (%)	≤0.10	---	---
Chromium (mg / kg)	≤1.0	≤1.0	≤10.0
Arsenic (mg / kg)	≤0.3	≤0.3	≤10
Lead (Pb) (mg / kg)	≤0.5	≤0.5	≤40
Total Bacterial Count(cfu /g)	≤1000	≤10000	2×10^6
E. Coli (cfu /g)	≤10	≤10	---
Fungi and yeast (cfu/g)	≤50	≤50	4.5×10^4
Pathogens(Salmonella,Shigella, Staphylococcusaureus)	Negative	Negative	Negative

Le collagène est l'un des ingrédients entrant dans la composition d'une formule cosmétique. Je dois encore faire des recherches pour comprendre quel est le pourcentage de collagène et donc la dose de sulfites résiduels dans les produits finis. C'est une question difficile puisque les quantités d'ingrédients dans les cosmétiques sont maintenues confidentielles afin de protéger les fabricants.

Nous devons être très prudents vis-à-vis des produits à base de collagène qui sont injectés sous la peau.

La kératine

Voilà un produit pour les cheveux qui a connu un succès mondial phénoménal, des lissages à la kératine chez le coiffeur jusqu'aux shampoings enrichis à la kératine pour la maison. Voilà un exemple avant / après :

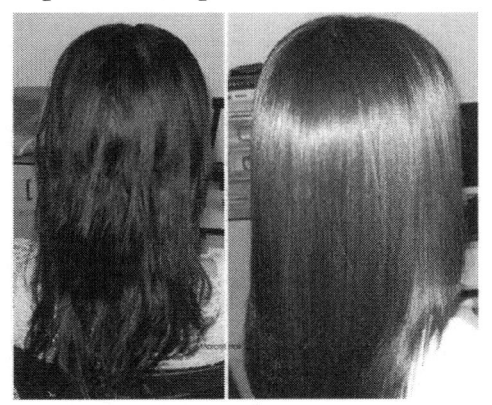

La Chine et les États-Unis sont les plus gros producteurs de kératine. Elle est fabriquée à partir de cornes et de sabots de bovins, de plumes de volailles, de membranes de coquille d'œuf, de laine de mouton, et même de cheveux humains.

Pour extraire la kératine à partir de plumes de volaille, on fait bouillir les plumes dans une solution de sulfite de soude, d'alcool et d'eau. On filtre ensuite le liquide et on le laisse refroidir. Le mélange se dépose, puis il est séché pour donner de la kératine hydrolysée. Le procédé est très probablement le même pour les autres matières premières.

Il existe aussi la kératine végétale ou phyto-kératine qui est issue de plantes. Je n'ai pas confirmé si le procédé de fabrication de cette kératine nécessitait des sulfites.

Une partie des produits à base de kératine entrent dans la catégorie des produits de défrisage des cheveux pour lesquels la dose autorisée de sulfites est de 6,7 % = 67000 mg/kg. Cette dose est tellement importante que rien ne sert de savoir si les sulfites résiduels issus de la fabrication sont comptabilisés ou non.

Il nous reste à mieux comprendre la dose résiduelle possible dans les produits tels que les shampooings à la kératine. C'est une question difficile puisque les doses des ingrédients contenus dans les cosmétiques sont confidentielles.

Dans la partie consacrée à l'élimination, nous verrons la liste détaillée de tous les noms des sulfites présents dans les cosmétiques, et nous verrons comment mieux choisir nos produits.

Bertrand Waterman

SULFITES DANS LES MÉDICAMENTS

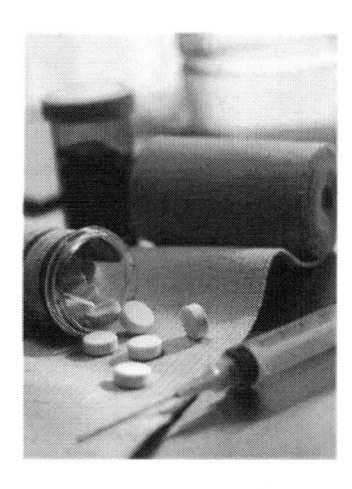

Il y a quelques années lors d'une crise de polypose nasale, mon nouvel O.R.L. me fait la prescription habituelle. Mais, après une semaine de traitement corticoïde et antibiotique, censé remettre un cheval sur pied, je suis encore plus mal en point.

Il m'a prescrit un nouveau corticoïde oro-dispersible appelé "Solupred" (nom commercial) contenant de la Prednisolone (nom de la substance active). Je fais des recherches et je découvre que les versions génériques de ce médicament contiennent des sulfites, et que le pharmacien avait bel et bien effectué une substitution.

Mon O.R.L. s'en est complètement fichu. Mon allergologue me dira que je ne suis pas le seul à avoir ce genre de problèmes, et que je n'ai qu'à écrire moi-même au laboratoire…

Cette mauvaise expérience m'a permis de comprendre que les

sulfites étaient aussi présents dans les médicaments et que les doses en jeu étaient suffisantes pour provoquer des effets très indésirables.

La composition des médicaments est rigoureusement réglementée et documentée, et les abus et les fraudes extrêmement rares. Nous pourrons facilement identifier les médicaments qui contiennent des sulfites dès la première trace et non pas à partir de 10 mg/L comme dans le cas de l'alimentation.

Par contre, nous ne pourrons pas savoir si la quantité est infime ou importante, puisque les quantités de chaque ingrédient d'un médicament sont maintenues confidentielles afin de protéger les intérêts des laboratoires.

Un médicament est constitué de deux familles d'ingrédients :

- Les principes actifs ou substances actives : ce sont les molécules chimiques qui produisent l'effet de guérison. Ce sont les molécules inventées et protégées par des brevets. Les principes actifs sont contenus en très faibles proportions dans les médicaments.

- Les excipients : ce sont les autres ingrédients qui ont pour but d'emballer les principes actifs. Ce sont eux qui permettent de présenter le médicament sous forme de cachet, de poudre, ou de gélule. Ils participent également à transporter les principes actifs dans notre corps, notamment en les protégeant de l'acidité de l'estomac. Ils sont enfin des conservateurs, comme dans l'alimentation.

Les excipients sont censés être neutres d'un point de vue médical, mais la réglementation a pourtant défini la notion d'excipients à "effet notoire" reconnus pour provoquer des allergies ou des intolérances. Nous avons vu que les sulfites font partie de cette liste.

Toutefois, cette réglementation envisage les sulfites sous l'angle des allergies et de la prévention du choc anaphylactique, alors que nous savons que ces cas de figure sont extrêmement rares. Elle ignore totalement le problème principal de l'intolérance aux sulfites.

Il est assez ironique de constater que les dispositions concernant les sulfites présents dans les médicaments se focalisent sur un problème que les médecins disent ne pas exister !

Les sulfites dans les médicaments ne seront donc pas cachés, mais nous devrons prendre le sujet en main pour en parler avec nos médecins et nos pharmaciens afin qu'ils tiennent compte de notre intolérance.

C'est ce que nous verrons en détail dans la partie consacrée à l'élimination.

Bertrand Waterman

PARTIE 4 : ÉLIMINER LES SULFITES DE NOTRE QUOTIDIEN

Dans cette dernière partie, nous allons maintenant passer à l'application concrète de tout ce que nous avons appris. Nous allons voir comment nous motiver et nous préparer à changer notre alimentation. Nous allons discuter des doses de sulfites et du niveau à partir duquel elles deviennent toxiques. Nous allons voir comment définir la dose journalière que nous pouvons accepter. Nous verrons les techniques qui permettent de tester les aliments. Nous allons apprendre à éliminer les sulfites de notre alimentation, de nos boissons, de nos médicaments et de nos cosmétiques dans les différentes situations de notre vie quotidienne.

Bertrand Waterman

NOUS SOIGNER NATURELLEMENT

Nous nous trouvons à un moment clef de la méthode, et surtout à moment clef de notre bataille contre les sulfites.

Nous avons confirmé notre intolérance aux sulfites, et nous avons la preuve qu'ils sont bien la cause de nos problèmes de santé. Nous comprenons l'étendue du problème des sulfites dans notre alimentation, nos boissons, nos cosmétiques et nos médicaments. Nous avons parfaitement conscience de ce que nous endurons depuis des années à cause des sulfites, et comment ils nous gâchent la vie quotidiennement ou presque.

Maintenant, nous voulons que cela change ! Et nous allons nous y préparer !

Nous allons voir comment nous motiver à faire tous les changements nécessaires, et nous préparer à surmonter les obstacles susceptibles de nous écarter de ce but.

Ce chapitre n'est pas long, mais il est très important afin d'être bien motivé à faire les changements nécessaires. Prenez le temps de le lire, d'y réfléchir, et d'y revenir si nécessaire, en particulier si vous avez des baisses de moral dans les mois qui viennent.

Si en lisant ce qui suit, vous vous sentez plus découragé que motivé, je vous comprends.

Nous avons tous des moments difficiles dans la vie, en particulier si nous avons des problèmes de santé depuis longtemps.

Dans ces moment-là, nous pouvons avoir besoin d'aide. De nombreux professionnels sont en mesure de nous accompagner et de nous soutenir.

N'hésitez surtout pas à demander conseil à votre médecin.

Ce que nous avons à gagner

À partir du moment où nous éliminons les sulfites de notre quotidien, nous allons tout simplement être en bien meilleure santé ! C'est ce que nous voulons, et c'est très motivant comme objectif, n'est-ce-pas ?

Jusque-là, nous avons avancé dans la vie avec le poids de nos problèmes. Nous nous sommes habitués à notre situation de malade, au point qu'elle est devenue notre état normal, ou presque. Nous avons peut-être oublié à quel point être en bonne santé est extraordinaire.

Quand on est en bonne santé, on profite bien mieux de la vie. Nous avons de l'énergie à revendre, du plaisir à nous amuser avec nos amis, à jouer avec nos enfants, ou à pratiquer notre activité favorite. Les petites corvées de la vie quotidienne nous paraissent aussi tellement faciles.

Même malade, Il nous arrive d'avoir des journées comme ça de temps en temps. Lorsque nous serons en bonne santé, nous en aurons de plus en plus, jusqu'à réapprendre à profiter à nouveau de la vie.

Avant d'en arriver là, nous allons nous motiver en prenant mieux conscience de notre récompense.

Nous allons faire un exercice consistant à nous rappeler précisément les trois dernières journées où nous nous sentions si bien. Pour chacune d'elles, nous allons écrire sur un carnet comment nous nous sentions, les gens qui nous accompagnaient, les endroits où nous étions, ce que nous avons fait, et les émotions que nous avons ressenties.

À chaque fois que nous aurons besoin de nous motiver, nous relirons ces notes, nous nous rappellerons de ces journées si belles, et nous y puiserons le courage d'éliminer les sulfites de notre vie afin d'en vivre de plus en plus.

Les obstacles à affronter

Nous allons maintenant discuter des obstacles que nous allons probablement affronter afin de nous préparer à mieux les surmonter.

Résister à la publicité et à la nouveauté

L'alimentation n'est pas une mode. C'est la source de notre bonne santé, en mangeant ce qui fait du bien à notre corps, et en évitant ce qui lui fait du mal.

Les industriels ne l'entendent pas de la même façon. Ils nous bombardent de publicités afin de nous faire changer nos habitudes et nous faire acheter leurs nouveaux produits.

Dans notre situation, nous devons rester très fidèles aux produits que nous choisissons pour leur absence de sulfites.

Notre plaisir à manger n'est pas de goûter aux derniers produits industriels. Nous ne mangeons plus n'importe quel produit pour nous réconforter, à la recherche d'un plaisir facile et immédiat.

Notre plaisir à manger vient de la confiance retrouvée dans une alimentation saine et qui fait du bien à notre corps. Nous mangerons pour être en bonne santé, plus heureux, et profiter de la vie.

Accepter la réalité de l'alimentation industrielle

En nous intéressant de près à notre alimentation, nous allons découvrir une réalité industrielle qui n'a rien à voir avec la publicité ou nos souvenirs d'enfance.

Bienvenue dans le monde des intérêts financiers et industriels, de la priorité donnée au profit, du lobbying, du morcellement des responsabilités, de tous les petits contournements des règles, et parfois de la malhonnêteté.

Comme cela touche à la nourriture avec laquelle nous avons tant d'attaches émotionnelles et qui est si importante pour notre santé, nous pouvons ressentir une forme de malaise en prenant conscience de cette réalité dont nous sommes les victimes.

C'est normal, nous passons tous par cette étape, et ce malaise disparaîtra.

Grace à notre regard bien plus attentif, nous découvrirons des aliments fabriqués comme il se doit par des entreprises et des personnes honnêtes, soucieuses de bien faire leur travail, dans le respect de leurs clients, de leurs produits, et de l'environnement. Nous serons heureux d'avoir rétabli un lien qui a du sens avec notre nourriture.

Retrouver du sens dans notre alimentation

À cause des sulfites, notre alimentation était jusqu'à maintenant une source de faiblesse. Nous étions la personne fatiguée ou malade qui ne pouvait pas manger telle ou telle chose, ou qui se sentait mal après un repas.

De plus en plus de personnes prennent conscience des aberrations de l'alimentation industrielle et ressentent que quelque chose ne va pas. D'autres ont déjà des problèmes de santé à cause d'une alimentation trop grasse ou trop sucrée.

Ces personnes, connaissances et amis sont à la recherche d'une alimentation plus saine. Ils cherchent à reprendre le contrôle de leur alimentation et seront intéressés par notre démarche.

Nous serons ceux qui auront réussi à changer d'alimentation et à prendre notre santé en main. Nous aurons une nouvelle relation avec notre alimentation, et nous deviendrons un exemple pour les autres.

Garder ses distances avec les donneurs de leçons

Nous trouverons sur notre chemin des gens qui ont tout compris à la vie, et qui donnent de grandes leçons sur l'alimentation, comme "la bonne bouffe ne fait de mal à personne", "c'est en buvant du pinard qu'on est heureux", "le bio c'est pour les bobos"... J'en passe, et des meilleurs.

Derrière ces grandes déclarations, se cachent souvent des personnes inquiètes de leur nourriture, mais incapables de savoir comment faire pour manger sainement ; des personnes qui pensent que le bio n'est pas dans leurs moyens, mais incapables de renoncer à d'autres achats futiles ; ou encore des personnes en déni de leurs propres problèmes de santé, mais incapables de changer leurs habitudes.

Nous laisserons de côté ces donneurs de leçons qui cherchent surtout des excuses pour ne rien faire pour eux-mêmes. Nous n'avons pas besoin de les convaincre, et nous n'avons pas besoin d'excuses.

Ces personnes peuvent aussi être des membres de notre famille ou des proches avec qui nous parlons souvent. Si les discussions sur les sulfites et l'alimentation sont difficiles, nous ne devons pas insister.

Notre priorité n'est pas de les convaincre à tout prix. Ce qui est bon pour nous n'est pas forcément ce dont ils ont envie ou besoin.

Notre priorité est de garder notre énergie pour éliminer les sulfites et retrouver notre santé. Nous reprendrons ces conversations lorsque nos résultats seront nos meilleurs arguments pour les convaincre.

Choisir la bonne méthode

Il n'y a pas qu'une approche pour réussir à éliminer les sulfites. La bonne approche est celle qui convient le mieux à notre personnalité pour changer de cap avec notre alimentation. Nous pouvons choisir une approche radicale, ou une approche progressive. Nous allons discuter de chacune d'elles.

Mais avant, j'ai une question : comment faites-vous pour freiner en voiture ? La très grande majorité d'entre nous commence par freiner doucement, et de plus en plus fort au fur et à mesure que l'obstacle se rapproche.

Savez-vous comment fait un pilote professionnel ? Il fait

exactement l'inverse ! Il écrase les freins jusqu'à déclencher l'ABS, puis relâche progressivement la pression sur la pédale. C'est la manière la plus efficace de freiner au plus court tout en évitant l'obstacle.

C'est un peu la même chose pour éliminer les sulfites. Nous pouvons choisir de les éliminer progressivement de notre alimentation habituelle. Nous pouvons aussi choisir de changer radicalement notre alimentation en nous appuyant sur les quelques aliments sûrs, pour ensuite relâcher la pression à mesure que nous deviendrons plus à même de détecter les sulfites.

Chacune de ces méthodes a ses avantages et ses inconvénients.

L'approche progressive

Nous aurons bien plus de temps pour apprendre et pour mettre en place les changements nécessaires.

Mais nous mettrons du temps à obtenir des résultats, nous aurons plus d'incidents de parcours, et il sera difficile de savoir si nous diminuons vraiment notre dose de sulfites.

Je vous recommande cette approche si vous n'avez pas de problèmes de santé trop importants à cause des sulfites, et si vous êtes très attaché à votre alimentation actuelle.

Avec l'approche progressive, nous allons changer plusieurs de nos habitudes : connaître des recettes, faire nos courses, stocker et conserver nos aliments, cuisiner nos repas, prendre du plaisir à table, savoir quoi grignoter.

Combien de recettes différentes faisons-nous à la maison ? Probablement, une dizaine qui reviennent toujours et encore ? Et nous essayons peut-être quelque chose de nouveau une fois par mois ? C'est une excellente nouvelle !

Voici une proposition très simple pour changer notre alimentation progressivement. Nous allons faire un repas nouveau une fois par semaine :

- Choisir une nouvelle recette à base d'aliments sans sulfites.

- Ajouter les ingrédients à acheter à notre liste de courses.
- Faire cette recette pendant le week-end.
- Savourer le résultat.
- Ajouter cette recette à nos nouvelles habitudes.

En douze semaines, c'est-à-dire trois mois, nous aurons ajouté une dizaine de nouvelles recettes sans sulfites. Nous aurons remplacé quasiment toutes nos anciennes habitudes.

L'approche radicale

Nous savons qu'il est très difficile d'éviter totalement les sulfites qui sont souvent cachés. Il va nous falloir quelques mois avant d'être capables de mettre en pratique tout ce que nous avons appris.

Si nous voulons y arriver immédiatement, la solution est de manger la même chose ou presque pendant quatre semaines. Je vous entends peut-être dire "Quoi ?! Mais il est fou ! Manger la même chose tous les jours pendant un mois ?!!".

Je comprends votre réaction, mais je fais des recherches sur les sulfites depuis plus de dix ans et j'ai beaucoup réfléchi avant d'arriver à cette idée.

C'est la seule manière d'éviter la quasi-totalité des sulfites tant que l'on n'est pas spécialiste du sujet, et nous aurons des résultats bien plus rapides sur notre santé qui nous motiveront encore plus à continuer.

Paradoxalement, nous aurons moins de changements à effectuer puisque nous mangerons toujours la même chose pendant quatre semaines.

Nous risquons de trouver notre alimentation monotone, de nous sentir privés de nos habitudes alimentaires réconfortantes, et notre vie sociale pourrait être affectée.

Je vous recommande cette approche si les sulfites vous posent d'importants problèmes de santé, ou si vous avez le caractère pour faire des changements radicaux.

Pour passer à l'action et éviter la quasi-totalité des sulfites pendant quatre semaines, nous utiliserons la liste du chapitre "Manger sans aucun risque". Il n'y a pas de problème à manger une liste restreinte d'aliments pendant cette durée. Mais si nous avons des doutes à cause de notre santé, nous consulterons notre médecin avant de commencer.

Votre première impression n'est peut-être pas la bonne

Vous avez surement une première impression sur l'approche qui semble vous convenir. Si vous êtes tenté par l'approche progressive, je vous recommande quand même de tester l'approche radicale pendant une semaine. À l'issue de ce test, vous aurez une meilleure idée de la difficulté, mais aussi et surtout des avantages à éliminer rapidement les sulfites.

Même pour des personnes qui ne pensent pas avoir le caractère nécessaire pour changer radicalement leurs habitudes, il suffit de vivre plusieurs journées magiques pour se découvrir des ressources et une volonté insoupçonnées.

Vous serez alors mieux à même de choisir la solution qui vous convient vraiment.

LE POISON, C'EST LA DOSE

Dans ce chapitre, nous allons expliquer comment les doses de sulfites sont mesurées. Nous allons nous intéresser aux doses acceptables pour les personnes normales et pour les personnes intolérantes. Nous allons apprendre à identifier et à gérer la dose de sulfites que nous pouvons consommer chaque jour en fonction de notre niveau d'intolérance.

Les unités de mesure

Les doses de sulfites sont mesurées de plusieurs manières :

- En mg/kg ou mg/L : il s'agit de milligrammes par kilo ou par litre. 1 milligramme est un millième de gramme, et il faut mille grammes pour faire un kilo. Il faut donc 1 million de milligrammes pour faire 1 kg.
- En ppm : il s'agit de particules par million. De manière simple, 1 ppm est équivalent à 1 milligramme par kilo ou par litre.
- En % : utilisé en cosmétique, il s'agit d'un pourcentage du produit final. Une dose de sulfites de 1 % correspond à 1 g de sulfites dans 100 g de produit.

Il est très simple de passer de l'un à l'autre : 200 ppm ou 0,02 % sont équivalents à 200 mg/kg, et vice-versa.

N'oublions pas non plus de passer des kilos - pour une dose de 200 mg/kg dans un aliment - aux grammes lorsque nous mangeons une portion de 100 g, afin de ne pas nous tromper.

Si nous mangeons par exemple 100 g de produit à 0,02 % ou 200 mg/kg ou 200 ppm de sulfites, nous ingérons une dose de 20 mg.

Dans la méthode, j'ai choisi de parler le plus possible des doses de sulfites en mg/kg ou mg/L afin que nous puissions plus facilement faire des comparaisons, et nous rendre compte des ordres de grandeur en jeu dans différents produits.

La dose journalière admissible (DJA)

Qu'elle soit nationale, européenne ou internationale, la réglementation relative aux additifs et aux auxiliaires technologiques en alimentation humaine s'appuie sur une évaluation réalisée par des organismes scientifiques consultatifs comme l'Agence française de sécurité sanitaire en France (Anses, ex-Afssa), l'Autorité européenne de sécurité des aliments (EFSA), et le JECFA (comité mixte FAO/OMS d'Experts des Additifs alimentaires).

Pour délivrer l'autorisation de mise sur le marché d'un additif alimentaire, ces organismes s'appuient sur une méta étude, c'est-à-dire une consolidation des études toxicologiques déjà existantes, mais ils ne font pas d'études spécifiques.

L'approche des études toxicologiques est de tester des doses de plus en plus importantes jusqu'à l'apparition de problèmes. Ces tests sont faits sur des durées courtes, de quelques jours à quelques semaines, et identifient la dose maximale à laquelle aucun effet visible ne se produit. C'est la dose dite "sans effet".

Cette dose sans effet est divisée par un coefficient de sécurité généralement de 100 pour donner la dose journalière admissible, ou DJA.

La DJA est donc la quantité d'un produit qu'une personne normale peut consommer chaque jour, tout au long de sa vie, sans préjudice pour sa santé. Elle est 100 fois inférieure à la dose ayant provoqué des effets notables dans les études toxicologiques.

La DJA définie pour les sulfites a été fixée par l'OMS (organisation mondiale de la santé) à 0,7 mg par jour et par kg de poids corporel. Cela correspond à environ 40 mg par jour pour une personne de 55 kg et à 52 mg pour une personne de 75 kg. Cette dose est reprise par les autorités sanitaires de la plupart des pays.

La délivrance de l'autorisation comporte des conditions d'emploi avec des teneurs maximales par catégorie d'aliments. Elles permettent le respect global de la DJA en fonction d'un régime alimentaire typique. Elles peuvent aussi comporter l'obligation de mentions spécifiques d'étiquetage ou de traçabilité.

Si l'approche pour définir les DJA de chaque additif alimentaire est scientifique et statistique, il y a quand même des choses à dire sur la protection qu'elles nous apportent réellement.

Ces tests sont certainement très utiles pour mettre en évidence des problèmes importants de type allergique, mais ils me semblent bien plus fragiles pour conclure à l'absence de problèmes d'intolérance dans la durée.

Ces tests ne prennent pas du tout en compte les accumulations et les interactions sur une longue durée. Si la dose toxique est de 500 mg, la DJA est donc de 50 mg par jour. Mais l'effet de 50 mg par jour pendant 100 jours ou 1000 jours n'est pas du tout étudié. Les autorités sanitaires attendront de voir si des problèmes se produisent sur le terrain avant d'éventuellement réagir, et cela prendra des dizaines d'années.

Les études sont faites sur des animaux de laboratoire. Ces animaux sont, pour la plupart, clonés et leur patrimoine génétique est identique. C'est un avantage considérable pour mieux contrôler les conditions des tests. C'est aussi le moyen de réduire le nombre d'animaux à tester en simplifiant les facteurs de l'étude.

Ma conclusion personnelle est que ces études et tests ne sont pas conçus pour mettre en évidence nos problèmes d'intolérance dans la durée.

Les autorités sanitaires s'inquiètent en plus du dépassement de cette DJA par l'ensemble de la population française. Dans le rapport « Etude de l'alimentation totale française 2 (EAT 2) », l'Agence nationale de sécurité sanitaire (Anses) a indiqué que 3 % des adultes dépassaient la DJA de sulfites, principalement en raison de la consommation de vin qui représente environ 70 % des apports.

Autrement dit, un million de Français consomment chaque jour plus de sulfites que la DJA recommandée. Mais, combien sommes-nous à dépasser cette dose plusieurs fois par semaine ?

Ce problème d'une consommation de sulfites supérieure à la DJA n'est pas nouveau. Il a été étudié en 1999 par l'OMS, et un rapport intitulé « evaluation of national assessments of intake of sulfites » a été publié. (Source : www.inchem.org/documents/jecfa/jecmono/v042je25.htm).

Ce rapport étudie les doses de sulfites et les régimes alimentaires typiques dans dix pays. Voici le tableau des résultats pour un groupe de pays contenant la France. Dans ce tableau, l'hypothèse est que les aliments dans lesquels les sulfites sont autorisés contiennent la dose maximale autorisée.

Country	Date	Survey	Assumptions	Estimated intake of sulfites (mg/kg bw per day)	% ADI[a]
France	1993-94	Sales data	Maximum European Union levels of use; means corrected for foods that never contain sulfites in France. Adjustment for catering outside the home	0.70 (mean, corrected) 1.0 (mean, uncorrected) 2.2 (90th percentile, uncorrected)[b] 3.2 (95th percentile, uncorrected)[b]	100 140 310 460
India	1995-96	Food balance sheet	All production consumed within India; national maximum levels	0.35[c]	50
Spain	1993	Household survey	All foods in permitted groups contain sulfites Consumption inside and outside home No distinction for subgroups or rural/urban groups	0.88	130

[a] JECFA ADI, 0-0.7 mg/kg bw
[b] Does not include wine intake
[c] Corrected to account for a calculation error

D'après ce tableau, la France est donc à 100 % de la DJA, et même à 310 % de la DJA pour 10 % de la population, et à 460 % de la DJA pour 5 % de la population, sans même prendre en compte la consommation de vin.

Bien sûr, l'hypothèse que la dose de sulfites est la dose maximale autorisée est très maximaliste. Mais ces exemples nous montrent que les occasions de consommer des sulfites sont nombreuses.

La dose journalière de bonne santé (DJB)

Les scientifiques ont défini la DJA. Nous, les intolérants aux sulfites, avons décidé de créer la DJB, ou Dose Journalière de Bonne santé !

Nous avons chacun notre propre DJB, mais il est difficile de la mesurer avec exactitude et ce n'est d'ailleurs pas le but. Par contre il est indispensable de connaitre les ordres de grandeur de ce que nous pouvons consommer chaque jour sans problème.

Le cas le plus extrême que j'ai trouvé est une personne avec une sensibilité de 0,1 mg par jour. C'est une dose extrêmement faible à partir de laquelle elle déclenche des migraines. Autant vous dire que son régime alimentaire est très contrôlé puisqu'il suffit de consommer 1 gramme de maltodextrine pour l'atteindre.

Pour la majorité d'entre nous, nous allons voir quel est l'ordre de grandeur à viser dans la réduction de notre exposition aux sulfites.

C'est un point de départ pour mesurer jusqu'où nous devons aller dans l'élimination des sulfites de notre alimentations. Nous évaluerons nos résultats pour adapter la souplesse de notre alimentation en conséquence.

C'est un point de repère pour savoir si avec une bière ou une portion de frites surgelées, nous atteignons 10 % ou 50 % de notre DJB, et nous aider à décider si nous pouvons prendre les deux, ou si nous devons choisir l'une ou l'autre.

Nous allons calculer notre DJB personnalisée

Si nous sommes légèrement incommodés par les sulfites, que nous avons rarement des réactions visibles, mais que nous souhaitons éviter une intoxication dans la durée pour soigner des symptômes chroniques modérés, nous commencerons par viser une dose de 50 % de la DJA. Nous l'appellerons DJB50 pour sensibilité légère.

Si nous sommes moyennement incommodés par les sulfites, que nous avons occasionnellement des réactions visibles, et que nous avons des symptômes chroniques persistants, nous commencerons par viser une DJB de 25 % de la DJA. Nous l'appellerons DJB25 pour sensibilité moyenne.

Si nous sommes fortement incommodés par les sulfites, que

nous avons fréquemment des réactions visibles, et que nous avons des symptômes chroniques multiples et importants, nous commencerons par viser une DJB de 10 % de la DJA. Nous l'appellerons DJB10 pour sensibilité forte.

Pour une personne de 65 kg, la DJA est de 45 mg par jour, la DJB50 est de 23 mg par jour, la DJB25 est de 11 mg par jour et la DJB10 est de 5 mg par jour.

Notre DJB personnalisée est donc établie en fonction de notre poids et de notre sensibilité aux sulfites. Elle est calculée de la façon suivante :

- Notre poids en kg multiplié par 0,7 pour obtenir notre DJA.
- Nous multiplions ensuite ce résultat en fonction de notre sensibilité :
    Par 0,5 pour la DJB50 en cas de sensibilité légère.
    Par 0,25 pour la DJB25 en cas de sensibilité moyenne.
    Par 0,1 pour la DJB10 en cas de sensibilité forte.
- Nous obtenons notre DJB personnalisée.

Par exemple : 73 Kg * 0,7 = 51 mg/jour (DJA) * 0,25 (sensibilité moyenne) = 13 mg / jour de DJB personnalisée.

ALIMENTATION SANS SULFITES

Notre alimentation est de très loin la principale source de sulfites. C'est aussi la moins bien réglementée et la plus compliquée à changer. Nous allons porter 90 % de nos efforts sur ce sujet. Les sulfites sont tellement répandus dans notre alimentation que nous n'allons pas pouvoir les éviter à 100 %. Notre objectif est de rester en dessous de notre DJB50, DJB25 ou DJB10.

Les doses en jeu dans l'alimentation

L'alimentation est de très loin la principale source de sulfites, et elle doit constituer notre première priorité. L'élimination des sulfites dans les médicaments et les cosmétiques est bien plus simple à faire, et nous en parlerons bientôt.

Les sulfites sont tellement répandus dans notre alimentation que nous n'allons pas pouvoir les éviter à 100 %. Les doses varient considérablement et nous devons apprendre à faire la différence entre un verre de vin à 12 mg de sulfites, et une pincée d'épices à 0,1 mg. Sans ça, nous pourrions devenir paranoïaques, et personne ne réussit à changer son alimentation en étant paranoïaque.

Nous allons voir comment identifier les doses contenues dans nos aliments de tous les jours. Nous prendrons comme référence une personne de 65 kg qui a une DJA de 45 mg/jour si elle est normale, une DJB50 de 23 mg/jour si elle est moyennement intolérante aux sulfites, et une DJB10 de 5 mg/jour si elle est très intolérante aux sulfites.

- Avec un verre de vin de 20 cl : pour un mauvais vin blanc à 150 mg/L, la dose de sulfites est de 30 mg par verre. Soit 66 % de la DJA, 133 % de la DJB50, et carrément 600% de la DJA10. Pour un vin faiblement dosé à 30 mg/L, la dose de sulfites est de 6 mg par verre. Soit 13 % de la DJA, 27% de la DJB50, et encore 120 % de la DJB10.

- Avec des abricots secs : la dose maximale autorisée est de 2000 mg/kg, soit 60 mg pour une portion de 30 grammes. Nous voilà déjà à 133 % de la DJA, à 260 % de la DJB50, et à 1200 % de la DJB10.

- Avec des pommes de terre : la dose maximale autorisée est de 100 mg/kg, soit 20 mg pour une portion de 200 grammes de frites surgelées. Nous voilà à 44 % de la DJA, à 88 % de la DJB50, et à 400 % de la DJB10.

- Avec des fruits surgelés : la dose maximale autorisée est de 500 mg/kg, soit 50 mg pour une dose de 100 grammes de fruits surgelés. Nous voilà à 111 % de la DJA, à 222 % de la DJB50, et à 1000 % de la DJB10.

- Avec n'importe quel aliment à 10 mg/kg : c'est la limite à partir de laquelle les industriels ne sont pas obligés de mentionner les sulfites sur l'étiquette, et ces sulfites sont donc totalement cachés. Pour une part de 100 grammes d'aliment, la dose de sulfites est de 1 mg. Nous voilà à 2 % de la DJA, à 4 % de la DJB50, et à 20 % de la DJB10. En mangeant trois aliments dans la journée, nous sommes à 6 % de la DJA, à 12 % de la DJB50, et à 60 % de la DJB10.

Nous pouvons multiplier les exemples, mais nous nous rendons compte qu'il est facile d'atteindre bien plus de 100% de notre DJB avec un seul aliment contenant beaucoup de sulfites, qu'il est rapide d'atteindre le même résultat avec quelques aliments en contenant des doses moyennes, et que même avec des aliments faiblement dosés en sulfites, les doses sont significatives par rapport à notre DJB.

Nous pouvons conclure de cette discussion que sans être vigilants, nous pouvons rapidement atteindre et dépasser notre DJB. Nous comprenons qu'il est indispensable de s'intéresser de très près à notre alimentation et aux doses de sulfites présentes dans chaque catégorie d'aliments.

Tester les Aliments

À un moment, nous nous posons tous cette question : "et s'il suffisait de tester les aliments pour détecter les sulfites ?".

C'est une question pleine de bon sens, mais la réponse n'est malheureusement pas simple.

Les industriels et les organismes de contrôle de l'agroalimentaire ont bien sûr mis au point des tests servant à mesurer les sulfites. Ces techniques industrielles demandent des équipements relativement couteux, de plusieurs centaines à plusieurs milliers d'euros, des manipulations très précises avec des réactifs chimiques, et quelques compétences. Elles sont clairement hors de notre portée.

Pour le moment, il n'y a pas de solution à la fois simple, fiable et économique pour que nous testions systématiquement tous nos aliments. Ceci dit, certaines solutions peuvent nous être utiles dans certaines situations.

Les bandelettes test

Vous connaissez probablement ces bandelettes de test colorimétriques qui changent de couleur en fonction du résultat.

Ce sont des petites languettes de plastique au bout desquelles se trouve un absorbant et un produit réactif. Ces tests sont très répandus pour de nombreux produits chimiques, et ils existent pour les sulfites.

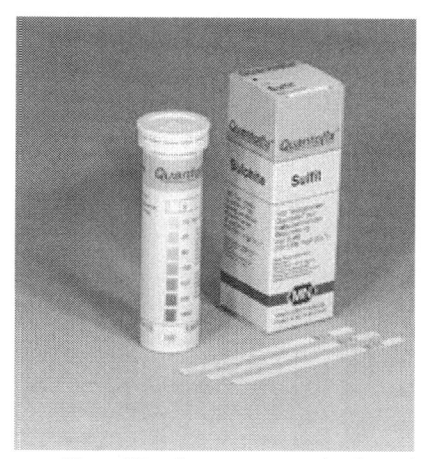

Il suffit de tremper la bandelette pendant une seconde dans le liquide à tester et d'attendre vingt secondes. Le réactif va se colorer en fonction de la concentration en sulfites.

On compare alors la couleur obtenue avec l'échelle de référence sur le tube. Plus la couleur est rose foncé, plus le taux de sulfites est élevé.

Selon le fabricant, il convient pour l'analyse des produits alimentaires et il est notamment utilisé pour tester les vins, les jus de fruits, les fruits frais et secs, les poissons, les mollusques, les crustacés, et la viande.

Ils coûtent environ 30 euros pour 100 bandelettes, soit 0,3 euro par test.

C'est de très loin la solution la plus simple pour tester les sulfites, et la seule utilisable au quotidien. Néanmoins, nous allons voir que plusieurs contraintes pratiques limitent les occasions de s'en servir :

- Les résultats ne sont pas précis concernant la dose en sulfites. Cela n'est pas très important. Nous n'avons pas besoin de savoir si le produit testé contient 25 mg ou 250 mg. Dès que le test est positif, la dose de sulfites est supérieure à 10 mg, et nous devons éviter cet aliment.

- Le pH de l'aliment à tester doit être compris entre 8 et 10. Il faudra donc préalablement tester l'échantillon avec une première bandelette de test du pH, puis l'ajuster si nécessaire avec de l'hydroxyde de sodium ou de l'acide chlorhydrique.

- Les aliments doivent être sous forme liquide. S'ils ne le sont pas naturellement, il est possible de les mixer avec leur équivalent en eau distillée. En ajoutant le même poids d'eau distillé, il faudra multiplier le résultat par deux pour obtenir la concentration en sulfites de l'aliment.

- L'aliment ne peut pas être de couleur rose ou rouge puisque c'est aussi la couleur du réactif. Il ne peut pas non plus être de couleur foncée puisque le réactif est de couleur claire. Cela veut concrètement dire que nous pouvons tester du vin blanc, mais pas du vin rouge ou rosé, ni de la viande.

- Les résultats peuvent être faussés par trente autres substances courantes :

4. Influence des substances étrangères

La vérification a eu lieu sur des solutions contenant 250 et 0 mg/l de SO_3^{2-}. Le dosage n'est pas encore perturbé jusqu'aux concentrations de substances étrangères indiquées dans le tableau.

Concentrations de substances étrangères en mg/l					
Ag^+	25	Cu^{2+}	10	Ni^{2+}	1000
Al^{3+}	1000	Fe^{2+}	1000	NO_2^-	1000
Ascorbates	100	Fe^{3+}	10	NO_3^-	1000
Ba^{2+}	25	$[Fe(CN)_6]^{4-}$	1000	Pb^{2+}	25
Ca^{2+}	1000	$[Fe(CN)_6]^{3-}$	50	PO_4^{3-}	1000
Cd^{2+}	1000	Mg^{2+}	1000	S^{2-}	50
Cl^-	1000	Mn^{2+}	1000	SO_4^{2-}	1000
CN^-	1000	MnO_4^-	10	$S_2O_3^{2-}$	1000
Co^{2+}	1000	Na^+	1000	Zn^{2+}	1000
CrO_4^{2-}	10	NH_4^+	1000		

Parmi ces autres substances qui déclenchent des faux positifs, on trouve les ascorbates, dont l'acide ascorbique ou vitamine C qui est un conservateur très présent dans l'alimentation. Nous trouvons également les composés soufrés : S2- (sulfure) et SO42- (sulfate) qui sont très présents dans certains aliments riches en soufre.

Nous pouvons seulement tester le produit fini et tous ses ingrédients mélangés. Nous avons alors plus de risques d'obtenir des résultats faux positifs.

En conclusion, j'utilise les bandelettes pour tester une fois un aliment de base d'une marque particulière, et j'y reste fidèle (bière, légumes secs broyés avec de l'eau...). Je les utilise plus systématiquement pour le poisson frais et les crustacés.

Les réactifs Hellemans

Une autre méthode plus sophistiquée pour détecter les sulfites a le mérite de résoudre les problèmes des bandelettes tests.

Elle ne donne pas de faux résultats provoqués par d'autres substances. Elle ne nécessite pas de vérifier ni d'équilibrer le pH de l'aliment à tester. Elle est utilisable avec des aliments de n'importe quelle couleur, car le réactif est jaune et bleu.

Cette méthode est chère à l'usage puisque chaque test revient à un euro. (50 tests pour 50 euros).

Les aliments doivent être sous forme liquide, ou bien mixés avec de l'eau distillée. Le liquide est appliqué sur le réactif test avec une pipette, et la lecture se fait en 3 minutes.

Elle est sensible à partir de 5 mg/L, mais n'est pas précise non plus concernant la quantité de sulfites. Les aliments solides doivent être mixés avec leur équivalent en eau, et contenir au moins 10 mg/kg pour qu'une fois mixés avec de l'eau, le seuil de détection de 5 mg/L soit atteint.

Les techniques professionnelles

La méthode officielle appelée Monier-Williams Officielle Internationale AOAC (www.aoac.org.) est complexe à mettre en œuvre, même pour les industriels.

Les professionnels du vin utilisent aussi des méthodes plus artisanales comme la méthode de Ripper. Cette technique est difficilement utilisable par un consommateur. (Source : www.vignevin-sudouest.com/services-professionnels/methode-analyse/dosage-SO2-ripper.php.)

Ces techniques ont été intégrées dans des appareils afin de les rendre plus faciles et plus fiables à utiliser.

Voici par exemple un petit laboratoire qui se connecte à un

ordinateur pour tester les sulfites ainsi que tout une série de produits présents dans le vin.

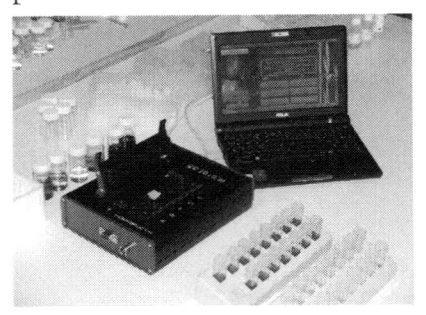

C'est la solution ultime pour tester les sulfites de manière très précise. Ces appareils coutent entre deux et trois mille euros, auxquels il faut ajouter 0,50 euro pour chaque test, et une procédure de préparation de l'échantillon rigoureuse.

Un autre appareil beaucoup plus compact et relativement bon marché à trois cents euros est également disponible :

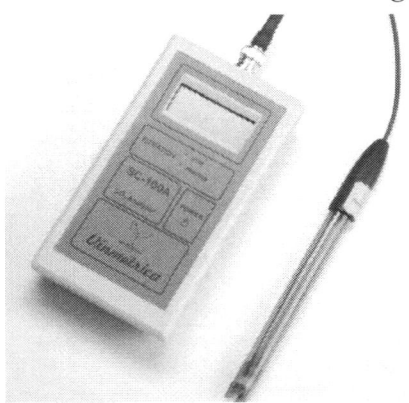

Nous souhaitons qu'à l'avenir, ces appareils se simplifient et se miniaturisent suffisamment pour que nous puissions les utiliser tous les jours dans nos cuisines.

J'espère faire évoluer ce chapitre à l'avenir, car la possibilité de tester systématiquement ou presque nos aliments et nos boissons serait une avancée majeure pour éviter les sulfites.

Neutraliser les sulfites

Lors de mes recherches, j'ai trouvé des informations sur la neutralisation des sulfites. C'est effectivement possible avec le peroxyde d'hydrogène.

Il pourrait être ajouté directement dans du vin, ou bien mélangé avec de l'eau pour y tremper du poisson ou des crevettes.

Je ne recommande pas du tout ce genre d'expérience. Nous ne sommes pas là pour jouer au petit chimiste avec notre santé. Aucune solution de facilité ne nous permettra d'éviter de faire des efforts sur notre alimentation. Notre priorité reste d'éliminer les sulfites à la source.

Manger sans aucun risque

Nous allons voir une liste d'aliments et de boissons qui ne contiennent normalement aucun sulfite. Vous vous rappelez surement du passage où je critique ces listes au début du livre ? Alors pourquoi en parler maintenant ?

Nous allons devoir apprendre à identifier et à éviter les sulfites dans notre alimentation tout entière, et cette liste ne suffit pas. Elle ne va pas nous permettre à elle seule de savoir comment manger pendant le reste de notre vie.

Néanmoins, elle constitue une bonne base qui va nous permettre de :

- Commencer à changer notre alimentation immédiatement grâce à l'approche radicale, le temps d'apprendre à nous en sortir avec les autres aliments.
- Nous replier en cas de prise accidentelle de sulfites pour laisser à notre corps le temps de se remettre.
- Nous recentrer lorsque nous ne pouvons pas savoir d'où viennent les ingrédients, comme en voyage ou au restaurant.

Pour que cette liste nous serve de base, ces aliments doivent être non transformés, dans leur forme la plus simple, et frais sauf exception (ni congelés, ni en boîtes, ni en préparations instantanées).

Les protéines

Toutes les viandes rouges et blanches fraîches ou congelées. Mais pas les viandes préparées, ni les charcuteries, ni les saucisses (collagène dans les boyaux, dextrose, vin).

Les œufs.

Les fruits et légumes

Tous les légumes frais non préparés. Mais pas les légumes exotiques, les racines exotiques (gingembre), et les pommes de terre.

Tous les fruits frais non préparés. Mais pas les fruits exotiques (litchis) et le raisin de table.

Les féculents

Le riz et les pâtes. Mais pas les pâtes fraiches, fourrées ou en sauce.

Les produits laitiers

Le lait, le beurre, le fromage, et les yaourts. Mais pas les yaourts aux fruits, les desserts allégés ou les flans, les fromages à croûte colorée (colorants caramel).

Les épices et le sucre

Sel et poivre, herbes fraîches, vinaigre de riz et vinaigre blanc, toutes les huiles, le jus de citron frais. Mais pas les épices sèches, le jus de citron concentré tout prêt, la sauce soja.

Le miel biologique, mais pas le miel conventionnel car les ruches sont parfois traitées avec du soufre brûlé, comme les barriques de vin.

Le sucre blanc de betterave en quantité limitée pour sucrer un café ou un thé.

Les boissons sans alcool

L'eau en bouteille - qui contient souvent des sulfates, mais ce n'est pas un problème -, le thé vert, les jus de fruits frais pressés.

Mais pas le café lyophilisé, le thé noir (fermenté), les jus de fruits industriels, les smoothies du commerce (fruits surgelés), le jus de citron concentré, l'eau des carafes à filtre à charbon.

Le café n'est pas sans risque non plus.

Les boissons alcoolisées

Si nous utilisons cette liste d'aliments, c'est que nous ne sommes pas au mieux de notre forme. Notre corps n'a pas besoin d'alcool pendant ce moment-là.

Si nous voulons quand même en consommer, nous irons vers les apéritifs anisés, le saké, le gin et la vodka qui sont normalement sans risque.

Se tourner vers les bons types d'aliments

La première étape pour éviter les sulfites consiste à baser son alimentation sur les bons types d'aliments. Si nous basons notre alimentation sur 90 % de produits industriels prêts à consommer, nous aurons beaucoup plus de sulfites à éviter que si nous basons notre alimentation sur 90 % de produits de notre jardin. Entre ces deux extrêmes, nous allons voir quels sont les grands points qui influencent la teneur en sulfites d'un aliment.

La provenance

Les aliments frais ou transformés de provenance lointaine voyagent rarement en avion. Si c'est le cas, c'est écrit sur l'étiquette et cela se ressent sur le prix. Le plus souvent, ces aliments voyagent en conteneurs réfrigérés. Ce sont des réfrigérateurs géants qui vont sur des bateaux et des camions pendant plusieurs semaines.

Un aliment qui vient de loin voyage plus longtemps, et les risques de moisissure et d'autres problèmes de conservation sont plus importants.

Si les sulfites sont autorisés comme dans le raisin de table, nous risquons de trouver des doses plus importantes dans du raisin qui vient du Chili et qui passe trois semaines sur un bateau, que dans du raisin d'Italie qui passe trois jours dans un camion.

Si les sulfites ne sont pas autorisés, la tentation est plus grande de les utiliser quand même dans ces produits qui viennent de loin.

Dans notre cas, il est préférable de privilégier des aliments dont le temps de voyage se limite à quelques jours de camion. Nous allons nous tourner vers des productions locales et de saison.

Le degré de transformation

Les aliments préparés sont bien pratiques, mais plus les

industriels les transforment et les mélangent entre eux, plus ils ont à faire face à des problèmes de texture, de présentation, et de conservation. Ils ajoutent donc des additifs, dont les sulfites.

Par contre, un fruit ou un légume frais se conserve parfois très longtemps grâce à sa protection naturelle.

Dans notre cas, il est préférable de baser notre alimentation sur des aliments naturels, bruts et frais, et de limiter au maximum les aliments transformés et industriels.

Le mode de conservation

Le mode de conservation a une grande influence sur les doses de sulfites utilisés. L'exemple des fruits est particulièrement parlant. Voici des ordres de grandeur des doses de sulfites autorisées par le Codex Alimentarius dans les fruits en fonction des modes de conservation :

- Frais : 30 mg/kg pour le raisin et 50 mg/kg pour les fruits exotiques (litchis).
- Conserve ou bocaux appertisés (fruits au sirop) : 50 mg/kg.
- Confits au sucre (fruits confits) : 100 mg/kg.
- Saumuré, à l'huile ou au vinaigre (pickles) : 100 mg/kg.
- Mixés et en purées pasteurisées (coulis de fruits) : 100 mg/kg.
- Congelés (fruits découpés) : 500 mg/kg.
- Déshydratés (fruits secs) : 1000 mg/kg.

Dans notre cas, il est recommandé de rester totalement à l'écart des fruits secs et congelés, et de privilégier les produits frais comme source principale dans notre alimentation.

Le mode de production

Lorsque nous nous intéressons de près à notre alimentation, nous nous posons la question de l'intérêt de l'agriculture biologique. L'agriculture bio cherche à utiliser le moins de produits phytosanitaires possible, comme les engrais et les pesticides. Mais en agriculture bio aussi, il est nécessaire de conserver les aliments, de les protéger de l'oxydation, de leur apporter de la texture, et de leur conférer une couleur agréable.

La liste des additifs alimentaires pouvant être utilisés pour la production de denrées alimentaires biologiques transformées se trouve à l'annexe VIII partie A du règlement européen de 2008 (règlement CE n°889/2008 consolidé) et les sulfites en font partie.

Un produit bio n'est donc pas un produit sans sulfites.

Ceci dit, la philosophie des produits bio est de limiter les quantités d'additifs, et d'être plus transparents vis-à-vis du consommateur. C'est pour cette raison que nous trouvons par exemple la mention des sulfites dans la liste des allergènes sur un saucisson sec bio, même s'ils sont présents sous forme de traces dans le boyau d'enrobage et que la dose est largement inférieure à 10 mg/kg.

On trouve en bio des aliments préparés sans sulfites contrairement à leurs équivalents conventionnels. Le meilleur exemple est celui des abricots secs bio de couleur marron foncé lorsqu'ils sont sans sulfites.

Si vous faites partie des personnes sceptiques à propos de l'alimentation bio, ou que vous ne voyez pas l'intérêt de dépenser un peu plus pour ce type d'alimentation, je vous invite à lire cet extrait de la célèbre recette de la tarte à la cerise industrielle expliquée par Claude Bourguignon, ingénieur agronome, ancien collaborateur de l'INRA. Cherchez bien les sulfites :

"Les cerisiers ont reçu pendant la saison entre 10 et 40 traitements de pesticides selon les années. Les cerises sont décolorées à l'anhydride sulfureux et recolorées de façon uniforme à l'acide carminique ou à l'érythrosine. Elles sont plongées dans une saumure contenant du sulfate d'aluminium, et à la sortie, reçoivent un conservateur comme le sorbate de potassium (E202). Elles sont enfin enduites d'un sucre qui provient de betteraves qui, comme les blés, ont reçu leur bonne dose d'engrais et de pesticides. Ce sucre est extrait par défécation à la chaux et à l'anhydride sulfureux, puis décoloré au sulfoxylate de sodium, puis

raffiné au norite et à l'alcool isopropylique. Il est enfin azuré au bleu anthraquinonique."

Nous n'avons pas tous les mêmes moyens et contraintes de budget, mais la question de se tourner vers les aliments bio se pose.

En se limitant à des produits simples non transformés, l'effort financier à faire n'est pas si important.

J'ai personnellement fait le choix de ne pas changer ma voiture, elle a douze ans et 160 000 km, et de donner la priorité à une alimentation bio à 80 %.

En résumé

Notre première stratégie pour éviter les sulfites, c'est de privilégier des aliments naturels, frais, non transformés et qui ne voyagent pas plus de quelques jours en camion. Les aliments transformés, industriels et de provenance lointaine doivent être minoritaires dans notre alimentation.

Nous devons nous poser la question de l'alimentation bio et de nos priorités de budget.

Une bonne solution pour les fruits et légumes frais sont les AMAP. Ce sont des Associations pour le Maintien de l'Agriculture Paysanne entre un groupe de consommateurs et un groupe d'agriculteurs et de maraichers.

Nous nous engageons à acheter leur production au travers d'un abonnement mensuel ou trimestriel. Les producteurs ont la sécurité d'un revenu. En échange, nous recevons chaque semaine des paniers composés de produits frais et de saison qui viennent tout juste d'être récoltés.

Les avantages pour nous sont nombreux. Les produits ont un circuit logistique court et sont très souvent issus de l'agriculture bio ou raisonnée. Nous avons une relation directe avec les producteurs à qui nous pouvons poser des questions, et nous rencontrons d'autres personnes soucieuses comme nous de leur alimentation. En mangeant local et de saison, la variété est également au rendez-vous car les paniers nous font découvrir des produits que nous n'avions pas l'habitude d'acheter.

Vous pouvez chercher les AMAP près de chez vous sur ce site : www.reseau-amap.org/recherche-amap.php.

Éviter les sulfites qui s'affichent

Avant de devenir un expert sur les sulfites cachés, nous allons déjà apprendre à éviter ceux qui sont écrits sur les étiquettes.

Un peu plus de 300 additifs sont autorisés dans l'alimentation. Chacun possède un code composé de la lettre E (pour Europe) suivie de 3 ou 4 chiffres.

Depuis le 1er juillet 2015, la France se conforme à un règlement européen concernant l'information des consommateurs. La présence des allergènes doit être mentionnée sur tous les produits alimentaires emballés.

La loi précise que l'additif soit mentionné sur l'étiquette par son nom ou par son numéro, et par sa fonction. Par exemple "Conservateur : sulfite de sodium" ou "Conservateur : E220".

Cette mesure cible tout particulièrement quatorze substances provoquant 90 % des allergies ou des intolérances. Cela va du gluten aux crustacés, en passant par les arachides, le soja et les produits laitiers.

Nos sulfites sont bien sur la liste, mais avec un détail qui change tout. Ils sont considérés par la loi comme des allergènes seulement si leur concentration est supérieure à 10 mg/kg ou 10 mg/L. (Source : liste des allergies alimentaires DGCCRF du 21/09/2015).

Si rien n'est affiché, nous ne savons pas si le produit contient moins de 9 mg/kg de sulfites, ou aucun sulfite du tout.

Si les sulfites sont mentionnés, nous ne savons pas si la dose exacte est de 11 mg/kg ou de 2000 mg/kg.

Bien lire les étiquettes

Les sulfites sont généralement listés par leurs codes Exxx ou par onze noms courants. En nous focalisant sur ces noms, nous éviterons déjà une grande partie des sulfites mentionnés sur les étiquettes :

- E 220, E 221, E 222, E 223, E 224, E 225 (à l'étranger), E 226, E 227, E 228 et E530.
- Sulfites, bisulfite, métabisulfite, acide sulfureux, dioxyde de soufre, agents de sulfitage, anhydride sulfureux, SO2.

Toutefois, il existe encore dix-sept autres noms sous lesquels ils peuvent se cacher. Voici leur liste complète classée par ordre alphabétique. Les noms en gras sont ceux sur lesquels nous devons être les plus vigilants car ils ne comportent pas le mot "'sulfites" :

- Agents de sulfitage
- **Anhydride sulfureux**
- Bisulfites, bisulfite de calcium, de potassium, ou de sodium
- **Dioxyde de soufre**
- Disulfites, disulfites de potassium, ou de sodium
- E220, E221, E222, E223, E224, E225, E226, E227, E228, E539 (interdit en Europe)
- Hyposulfite de sodium (interdit en Europe)
- Métabisulfites, métabisulfite de potassium, ou de sodium
- **Oxyde de soufre**
- **Oxyde sulfureux**
- Sulfites
- Sulfite acide de calcium, de potassium, ou de sodium
- Sulfite de calcium, ou de calcium hydrogène
- Sulfite de potassium, ou de potassium hydrogène
- Sulfite de sodium, ou de sodium hydrogène
- Sulphites
- **Thiosulfate de sodium** (interdit en Europe)

N'oublions pas nos lunettes. Les industriels écrivent la liste des ingrédients le plus petit possible pour laisser plus de place aux messages marketing, mais aussi pour nous décourager de lire ce que leurs produits contiennent vraiment.

Lisons l'étiquette de chaque produit. Une marque peut utiliser des sulfites tandis qu'une autre marque s'en passera, parce que leurs méthodes de fabrication ou leurs sources d'approvisionnement ne sont pas les mêmes.

Ne changeons pas nos habitudes lorsque nous avons trouvé un produit sans sulfites.

Quelques exemples pratiques

Nous allons maintenant voir comment lire des étiquettes, et ce que nous devons en déduire quant à la présence de sulfites. Dans les exemples ci-dessous, les sulfites qui s'affichent sont en **gras soulignés**, et les sources éventuelles de sulfites cachés sont en **gras**.

Lentilles au saumon fumé et sauce gravlax : **lentilles** 56 % (eau, lentilles vertes), **saumon atlantique fumé** 8 % (saumon, sel), sauce gravlax 8% (sauce condimentaire (huile de colza, eau, **moutarde** (eau, graines de moutarde, **vinaigre**, sel, conservateur: **E222**), jaune d'œuf, vinaigre d'alcool, sel, épaississants : E412, E415), crème (dont stabilisant: E407), **moutarde de Dijon** (0,72 % (eau, graines de moutarde, vinaigre, sel, conservateur: **E222**), échalote, **sucre, vinaigre de vin rouge** 0,35 % (dont conservateur: **E222**), aneth 0,24 %, **jus de citron à base de concentré** (dont antioxydants: E300, **E220**), curcuma, sel, épaississants: E412, E415), courgette, tomate, sauce (eau, huile de colza, vinaigre d'alcool, **sucre**, acidifiants: (E270, E330, E325), **moutarde de Dijon** (eau, graines de moutarde, vinaigre, sel, conservateur: **E222**), **amidon transformé de tapioca**, épaississants: (E401, E415), sel, arômes naturels), jeune pousse de salade, huile d'olive vierge extra, **condiment balsamique blanc (vinaigre de vin, moût de raisin**, colorant: E150a, conservateur: **E224**), sel, poivre blanc.

Moules marinières au vin blanc et aux oignons. Liste des ingrédients : **Moules du Pacifique décoquillées** 85 %, eau, **vin blanc 4 %** (antioxygène : **anhydride sulfureux**), oignons 1.7 %, beurre, **amidon modifié de riz**, pâte d'ail (ail, sel, conservateur : E330, antioxygène : **E223**), arômes naturels (contient crustacés et poisson), huile de tournesol, persil, carottes, extrait naturel, **sucre**,

farine de blé, poivre blanc, piment rouge.

Hachis Parmentier : Purée 62 % : **pomme de terre 42 %**, eau, beurre, sel, arôme naturel de muscade avec autres arômes naturels, **disulfite de sodium**. Farce 38 % : viande bovine 22 %, eau, carottes, **amidon transformé de maïs**, oignon déshydraté, fibres de pois et amidon de pois, ail, arôme, glutamate monosodique, sel, persil, gomme guar.

Que pouvons-nous en déduire ? Ces produits sont particulièrement bien étiquetés et donc transparents sur ce qu'ils contiennent. Cependant, nous voyons que ces plats préparés comportent tellement d'ingrédients que le risque d'y trouver des sulfites est élevé.

Saucisson sec bio : Viande de porc, sel, lactose, poivre, **sucre de canne**, épices (muscade, girofle, cannelle), **dextrose de maïs**, conservateur : nitrate de potassium - Allergène : Lactose, **Sulfites, Anhydride sulfureux**.

Que pouvons-nous en déduire ? Dans ce cas, la liste des ingrédients ne comprend pas directement de sulfites, mais ils sont listés dans la rubrique allergènes. Les sulfites proviennent indirectement des ingrédients en gras. Il manque quand même la mention indiquant si le boyau d'enrobage est naturel ou fait de collagène. La dose de sulfites est inférieure à 10 mg/kg et certains pourraient parler de "traces". Le fabriquant a choisi de mentionner ces "traces" dans la rubrique allergènes par souci de transparence, et nous lui en sommes reconnaissants. Si seulement tous les aliments étaient étiquetés comme celui-ci.

Biscuits au chocolat : **Sucre, beurre de cacao, farine de blé**, poudre de lait écrémé, **pâte de cacao**, lactosérum en poudre, beurre concentré, huile végétale, **sirop de glucose**, extrait de malt d'orge, émulsifiant (lécithine de soja, E476), poudres à lever (carbonate acide d'ammonium, carbonate acide de sodium, diphosphate disodique), sel, **amidon de blé**, arômes, beurre, **agent de traitement de la farine** (**disulfite de sodium**), extrait de levure, lait concentré sucré, correcteur d'acidité (E524). Cacao : 30 % minimum dans le chocolat au lait du pays alpin. Contient lait, blé, gluten, soja.

Que pouvons-nous en déduire ? Dans ce produit, les sulfites en tant qu'agents de traitement de la farine ne sont pas mentionnés à côté de la farine elle-même, contrairement aux plats préparés qui listent bien les sulfites de la moutarde à côté de la moutarde, et la liste des allergènes ne porte pas non plus la mention des sulfites, contrairement au saucisson sec. Il va falloir rester très vigilant.

En définitive, nous comprenons pourquoi nous ne pouvons pas vraiment nous reposer sur les étiquettes, et pourquoi nous devons apprendre où les sulfites sont cachés. Nous comprenons aussi l'intérêt d'éviter les produits alimentaires industriels, et de privilégier les produits simples et frais.

Les aliments vendus en vrac

Pour mettre une liste d'ingrédients, parfois à rallonge, sur un aliment, il faut un endroit où la mettre ! Cet endroit, c'est en général l'emballage.

Et quand il n'y a pas d'emballage, lorsque les aliments sont vendus en vrac sur les étalages de nos supermarchés ou de nos marchés ?

Cela ne change rien à notre problème. Par exemple, les fruits secs présentés dans des bacs sur un marché du dimanche contiennent autant de sulfites que ceux présentés en sachet plastique dans les rayons de notre supermarché. Dans notre supermarché, les litchis sont vendus en barquette avec une étiquette qui mentionne les sulfites, ou bien en vrac à l'étalage avec le prix au kg, mais généralement sans aucune mention des sulfites.

En résumé, s'il n'y a pas d'étiquette, cela ne veut pas dire qu'un produit est sans sulfites. Si d'expérience, nous savons qu'un produit contient des sulfites quand il est emballé, nous devons aussi l'éviter lorsqu'il est vendu en vrac.

Choisir les aliments à risque

Nous connaissons maintenant les aliments sans aucun sulfite, et ils ne sont pas très nombreux. Nous savons aussi décrypter les étiquettes pour identifier les aliments qui contiennent plus de 10 mg/kg ou 10 mg/L de sulfites.

Si la moutarde contient jusqu'à 500 mg/kg de sulfites, nous en mangeons rarement plus d'une cuillère à café, soit 5 grammes, et la dose de sulfites n'est donc que de 2,5 mg. D'un autre côté, nous pouvons manger 150 grammes de poisson à 100 mg/kg de sulfites, et la dose est alors de 15 mg.

Nous allons maintenant voir comment choisir au mieux les aliments à risque pour limiter la dose de sulfites contenue dans chaque portion, et ainsi limiter la dose cumulée de sulfites que nous consommons chaque jour.

Nous allons aussi voir tous les aliments dans lesquels les sulfites sont autorisés afin de savoir identifier ceux qui peuvent contenir des sulfites à des doses inférieures à 10 mg/kg sans l'afficher sur l'étiquette.

Nous allons passer en revue chaque catégorie d'aliments dans lesquels les sulfites sont autorisés : fruits, légumes, farines, poissons et crustacés, sucres, épices et condiments, et boissons. Cette liste a été établie à partir de plusieurs sources :

- Le Codex Alimentarius, qui recense les pratiques de l'industrie agroalimentaire mondiale et propose une organisation bien structurée.
- Des exemples concrets d'aliments, avec le calcul de la quantité de sulfites par portion, qui est bien plus parlante que des mg/kg.
- L'expérience accumulée par des années de recherche et de pratique.

Comprendre les tableaux

Voilà un extrait de la catégorie des Fruits et préparations à base de fruits :

Familles de Produits	Sulfites (mg) Maxi	Sulfites (mg) Moyen	à	dans (g)	de l'aliments	Sulfites (mg)	Cumul / Jour pour Sensibilité Normale	Légère	Moyenne	Forte
Fruits frais traités en surface	30	10	100%	1 dessert	150 Raisin de table	2	3%	7%	13%	33%
			30%	1 dessert	150 Salade de fruits avec 1/3 de raisins	0	1%	2%	4%	10%
Fruits frais exotiques	50	17	100%	1 dessert	150 Litchi, longane, rambutan, durian	3	6%	11%	22%	56%
			33%	1 dessert	150 Salade de fruits avec 1/3 de litchis	1	2%	4%	7%	18%
Fruits surgelés	500	167	100%	1 dessert	150 Fruits découpés surgelés	25	56%	112%	222%	556%
			80%	1 verre	300 Smoothie dans un bar a jus	40	89%	179%	356%	889%
			30%	1 dessert	150 Tarte aux fruits surgelés	8	17%	33%	67%	167%

Dans cette catégorie des Fruits et préparations à base de fruits, nous listons plusieurs familles de produits, et pour chacune d'elles le tableau comprend :

- La description : Fruits surgelés.
- La dose maximale de sulfites : 500 mg/kg. C'est la dose du Codex Alimentarius.
- La dose moyenne de sulfites : 167 mg/kg. J'ai choisi de considérer qu'en moyenne, les aliments contiennent 1/3 de la dose maximale mentionnée par le Codex. C'est un calcul arbitraire et limité mais nécessaire afin d'être plus réaliste sur les ordres de grandeur des doses en jeu.
- Des exemples d'aliments de la vie courante : fruits découpés surgelés, smoothie, tarte aux fruits surgelés.
- Le % de l'ingrédient contenant des sulfites dans l'aliment : 80 % d'un smoothie est constitué de fruits surgelés, et les autres 20 % sont des glaçons. La tarte surgelée est constituée de 25 % de fruits surgelés, le reste étant la pâte, la crème et le glaçage.
- Un exemple de part et de quantité : 1 dessert de 150 grammes.
- La dose de sulfites que nous risquons de consommer dans cette part : 11 mg.
- Le cumul par jour en fonction de notre sensibilité. C'est le pourcentage que cette dose représente par rapport à la dose

maximale de sulfites que nous pouvons absorber chaque jour en fonction de notre sensibilité. Dans notre exemple de la part de tarte aux fruits surgelés, ces 8 mg de sulfites représentent pour une personne de 65kg : 17 % de la dose journalière pour une personne normale, 33 % pour une personne légèrement sensible, 67 % pour une personne moyennement sensible, et 167 % pour une personne fortement sensible.

Voyons maintenant ce que ces tableaux vont nous apporter au quotidien.

Garder le cap d'un ordre de grandeur

Ces tableaux ne couvrent pas tous les cas, et ne sont pas à prendre au pied de la lettre. La dose de sulfites dans un aliment particulier peut être dix fois inférieure à la dose moyenne de ces tableaux en fonction du producteur ou du fabricant.

Notre DJB personnalisée en fonction de notre niveau d'intolérance aux sulfites est peut-être de 10 % ou de 50 % de la DJA.

Tous ces calculs sont effectués sur la base d'une personne de 65 kg, et nous pouvons peser 45 kg ou 95 kg.

Ces tableaux doivent surtout nous aider à comprendre et à gérer les ordres de grandeur de notre DJB personnalisée, et le risque de dose de sulfites que nous prenons en mangeant tel ou tel aliment.

Identifier les aliments très riches en sulfites

Ces tableaux nous montrent que certains ingrédients contiennent tellement de sulfites que la moindre part nous fait prendre le risque de consommer 1/3 ou plus de notre DJB, quel que soit notre niveau de sensibilité. Ce sont tous les pourcentages mis en gras dans les tableaux, comme par exemple les fruits surgelés, les fruits secs, ou le vin.

Dans un premier temps, nous ne consommerons pas ces

aliments afin de ne pas prendre de risques trop importants. Nous pourrons les consommer lorsque nous aurons bien compris comment choisir ceux qui contiennent peu ou pas de sulfites, par exemple en choisissant les abricots secs bio de couleur marron foncé, ou les vins naturels dont la dose de sulfites est écrite sur l'étiquette.

Éviter de se stresser inutilement

Si tout le monde ou presque parle d'éviter la moutarde en cas d'intolérance aux sulfites, ces tableaux nous permettent de constater qu'avec une cuillère à café, nous sommes en fait tranquilles. De même, si les sulfites présents dans tous les sucres ont pu nous inquiéter, nous voyons que nous pouvons sucrer notre café ou notre thé sans vraiment prendre de risque. Ce sont tous les pourcentages en gris clair dans les tableaux pour lesquels la dose représente moins de 10% de notre DJB.

Gérer notre DJB au quotidien

Ces tableaux nous permettent de prendre conscience du risque que nous prenons dans une journée, et de prendre les bonnes décisions pour ne pas risquer de dépasser notre DJB personnalisée. Si nous avons déjà consommé des aliments qui nous amènent à 50% de notre DJB, nous éviterons ce jour-là de consommer d'autres aliments que nous savons à risque de contenir des sulfites. Nous garderons cette marge de sécurité pour ne pas dépasser notre DJB même si nous consommons des sulfites sans le savoir. Si nous sommes à 25 % de notre DJB, nous pourrons consommer un autre aliment à risque.

Fruits et préparations à base de fruits

Familles de Produits	Sulfites (mg) Maxi	Sulfites (mg) Moyen		dans (g)		de l'aliment	Sulfites (mg)	Cumul / Jour par Sensibilité Normale DJA	Légère DJB50	Moyenne DJB25	Forte DJB10
Fruits frais traités en surface	30	10	100%	150	1 dessert	Raisin de table	2	3%	7%	13%	33%
			30%	150	1 dessert	Salade de fruits avec 1/3 de raisins	0	1%	2%	4%	10%
Fruits frais exotiques	50	17	100%	150	1 dessert	Litchi, longane, ramboutan, durian	3	6%	11%	22%	56%
			33%	150	1 dessert	Salade de fruits avec 1/3 de litchis	1	2%	4%	7%	18%
Fruits surgelés	500	167	100%	150	1 dessert	Fruits découpés surgelés	25	56%	112%	222%	556%
			80%	300	1 verre	Smoothie dans un bar a jus	40	89%	179%	356%	889%
			30%	150	1 dessert	Tarte aux fruits surgelés	8	17%	33%	67%	167%
Fruits secs	1000	333	100%	50	1 snack	Ananas, mangues	17	37%	74%	148%	370%
			30%	50	1 snack	Mix apéritif 1/3 mangue et 2/3 noix	5	11%	22%	44%	111%
Abricots secs	2000	667	100%	50	1 snack	Abricots secs	33	74%	149%	296%	741%
			5%	300	1 plat	Tajine aux abricots	10	22%	45%	89%	222%
			5%	50	1 snack	Biscuits aux abricots	2	4%	7%	15%	37%
Raisins secs blanchies	1500	500	30%	50	1 snack	Mélange apéritif raisins secs et noix	8	17%	33%	67%	167%
			15%	150	1 encas	Cake au raisins	11	25%	50%	100%	250%
Noix de coco déshydratée	200	67	15%	150	1 dessert	Gâteau à la noix de coco	2	3%	7%	13%	33%
Fruits conservés au vinaigre, à l'huile ou en saumure	100	33	100%	50	1 snack	Pickles (cornichons, poivrons)	2	4%	7%	15%	37%
			10%	300	1 plat	Tajine au citron confit	1	2%	4%	9%	22%
Confitures, gelées et marmelades	100	33	100%	30	1 snack	Confiture de fruits	1	2%	4%	9%	22%
			15%	150	1 encas	Biscuit fourrés à la confiture	1	2%	3%	7%	17%

Fruits et préparations à base de fruits

Familles de Produits	Sulfites (mg)		à	dans (g)	de l'aliments	Sulfites (mg)	Cumul / Jour par Sensibilité			
	Maxi	Moyen					Normale DJA	Légère DJB50	Moyenne DJB25	Forte DJB10
Fruits confits au sucre	100	33	100%	1 snack	50 Marrons glacés, gingembre	2	4%	7%	15%	37%
			15%	1 encas	150 Cake aux fruits confits	1	2%	3%	7%	17%
			30%	1 snack	50 Chocolat aux oranges confites	1	1%	2%	4%	11%
Pulpes, coulis, nappages à base de fruits et lait de coco	100	33	25%	1 encas	150 Biscuits fourrées aux fruits	1	3%	6%	11%	28%
			33%	1 dessert	150 Panna cotta et 1/3 coulis de fruits	2	4%	7%	15%	37%
Produits aqueux à base de noix de coco	30	10	20%	1 plat	300 Plat en sauce au lait de coco	1	1%	3%	5%	13%
			10%	1 dessert	150 Riz au lait de coco	0	0%	1%	1%	3%
Desserts à base de fruits, gelées aux fruits	100	33	100%	1 dessert	150 Compotes et gelée à base de fruits	5	11%	22%	44%	111%
			25%	1 dessert	150 Tarte avec compote de pommes	1	3%	6%	11%	28%
Produits à base de fruits fermentés	100	33	100%	1 snack	50 Prunes fermentées	2	4%	7%	15%	37%
			100%	1 part	15 Chutney de mangue	1	1%	2%	4%	11%
Garnitures à base de fruits utilisées en pâtisserie	100	33	15%	1 dessert	150 Gâteau fourrées de gelée de fruits	1	2%	3%	7%	17%
			50%	1 dessert	150 Gâteau de mousse de fruits	3	6%	11%	22%	56%

Légumes et préparations à base de légumes, algues, fruits à coque et graines

Familles de Produits	Sulfites (mg) Maxi	Sulfites (mg) Moyen	à	dans (g)		Sulfites (mg)	Cumul / Jour par Sensibilité Normale DJA	Légère DJB50	Moyenne DJB25	Forte DJB10
Légumes frais épluchés, coupés ou émincés	50	17	100%	150	Pommes de terres sous vide	3	6%	11%	22%	56%
			5%	300	Poulet au gingembre frais	0	1%	1%	2%	6%
Légumes surgelés	50	17	33%	300	Poulet aux champignons	2	4%	7%	15%	37%
			100%	150	Frites surgelées	3	6%	11%	22%	56%
Avocats surgelés	300	100	100%	75	Guacamole	8	17%	33%	67%	167%
Légumes séchés	500	167	50%	300	Cassoulet aux haricots blancs	25	56%	112%	222%	556%
			100%	50	Pistaches	8	19%	37%	74%	185%
			5%	300	Salade avec des tomates séchées	3	6%	11%	22%	56%
			30%	150	Purée de pomme de terre en flocons	8	17%	33%	67%	167%
			2%	300	Sushi enrobés d'algue séchée	1	2%	4%	9%	22%
Lamelles de courge séchées	5000	1667	100%	5	Sushi avec ce condiment (Kampyo)	8	19%	37%	74%	185%
Légumes au vinaigre, à l'huile, en saumure	100	33	100%	75	Antipasti (artichauts, poivrons)	3	6%	11%	22%	56%
			100%	5	Ails grillé à l'huile	0	0%	1%	1%	4%
Légumes en conserve ou en bocal pasteurisés	50	17	30%	75	Salade de riz au maïs en boite	0	1%	2%	3%	8%
			50%	300	Chili aux haricots rouges	3	6%	11%	22%	56%
Purées et produits à tartiner à base de légumes	500	167	100%	50	Beurre de cacahuètes, d'amande	8	19%	37%	74%	185%
			100%	75	Humus, purée d'aubergine	13	28%	56%	111%	278%
Pulpes et préparations à base de légumes autres	300	100	30%	300	Pates à la sauce tomate	9	20%	40%	80%	200%
			7%	300	Pizza à base de sauce tomate	2	5%	9%	19%	47%
Produits à base de légumes fermentés (sauf soja)	500	167	100%	50	Kimchi	8	19%	37%	74%	185%
			50%	300	Choucroute	25	56%	112%	222%	556%

Farines et préparations à base de farines

Familles de Produits	Sulfites (mg) Maxi	Sulfites (mg) Moyen	à	dans (g)	de l'aliments	Sulfites (mg)	Cumul / Jour par Sensibilité Normale DJA	Légère DJB50	Moyenne DJB25	Forte DJB10
Farines	200	67	50%	300 1 plat	Pizza avec pâte prête à l'usage	10	22%	45%	89%	222%
			80%	50 1 snack	Biscuits sucrés ou salés	3	6%	12%	24%	59%
Amidons	50	17	5%	75 1 entrée	Soupe épaissie avec de l'amidon	0	0%	0%	1%	1%
Pâtes et nouilles précuites et produits similaires	20	7	80%	75 1 entrée	Soupe aux nouilles instantanées	0	1%	2%	4%	9%
			50%	300 1 plat	Nouilles sous vide sautées au poulet	1	2%	4%	9%	22%
Produits et préparations de boulangerie fine	50	17	80%	100 1 encas	Viennoiseries, brioches, pain de mie	1	3%	6%	12%	30%
			80%	75 1 entrée	Tarte salée	1	2%	4%	9%	22%
Amuse-gueules à base de pommes de terre, céréales, farine ou d'amidon	50	17	100%	50 1 snack	Biscuits apéritifs soufflés	1	2%	4%	7%	19%

Poissons et crustacés

Familles de Produits	Sulfites (mg)		à	dans (g)		de l'aliments	Sulfites (mg)	Cumul / Jour par Sensibilité			
	Maxi	Moyen						Normale DJA	Légère DJB50	Moyenne DJB25	Forte DJB10
Mollusques et crustacés frais, mais pas vivants	100	33	100%	1 entrée	75	Langoustines et crevettes	3	6%	11%	22%	56%
			30%	1 plat	300	Gambas grillées	3	7%	13%	27%	67%
Poissons, mollusques et crustacés surgelés	100	33	100%	1 plat	150	Filets de poissons surgelés	5	11%	22%	44%	111%
			80%	1 entrée	75	Cocktail de fruits de mers	2	4%	9%	18%	44%
			30%	1 plat	300	Riz et crevettes sautés	3	7%	13%	27%	67%
Mollusques et crustacés cuits	150	50	100%	1 entrée	75	Langoustines et crevettes	4	8%	17%	33%	83%
			30%	1 plat	300	Pates aux fruits de mers	5	10%	20%	40%	100%
Poissons, mollusques et crustacés fumés, séchés, fermentés et/ou salés	30	10	30%	1 entrée	75	Toasts au poisson fumé	0	1%	1%	2%	5%
			50%	1 plat	300	Brandade de morue	2	3%	7%	13%	33%
			50%	1 entrée	75	Accras de morue	0	1%	2%	3%	8%
Poisson, mollusques et crustacés en conserve, fermentés ou en boite	150	50	20%	1 entrée	75	Tarte au saumon en boite	1	2%	3%	7%	17%
			30%	1 plat	300	Gratin de moules	5	10%	20%	40%	100%
			30%	1 entrée	75	Salade de riz et thon en boite	1	3%	5%	10%	25%
Abalones en conserves	1000	333	100%	1 snack	50	Ormeaux en conserve	17	37%	74%	148%	370%

Sucres

Familles de Produits	Sulfites (mg) Maxi	Sulfites (mg) Moyen	à	dans (g)	de l'aliments	Sulfites (mg)	Cumul / Jour par Sensibilité Normale DJA	Légère DJB50	Moyenne DJB25	Forte DJB10
Sucre blanc, sucre en poudre, dextrose, fructose	15	5	25%	1 dessert	100 Gâteau à 25% de sucre	0.1	0%	1%	1%	3%
			40%	1 snack	50 Biscuits	0.1	0%	0%	1%	2%
			60%	1 snack	30 Confiture	0.1	0%	0%	1%	2%
			100%	2 c à café	10 Dans un café ou thé	0.1	0%	0%	0%	1%
Sucre blanc doux, cassonade douce, sirop de glucose, sucre de canne brut	20	7	25%	1 dessert	100 Gâteau à 25% de sucre	0.2	0%	1%	1%	4%
			40%	1 snack	60 Biscuits	0.2	0%	1%	1%	4%
			60%	1 snack	30 Confiture	0.1	0%	1%	1%	3%
			10%	1 dessert	100 Glace	0.1	0%	0%	1%	1%
			100%	2 c à café	10 Dans un café ou thé	0.1	0%	0%	1%	1%
Sirop de glucose sec pour confiserie	150	50	80%	1 snack	50 Bonbons (caramels, guimauves…)	2.0	4%	9%	18%	44%
			10%	1 dessert	100 Préparation pour glaces	0.5	1%	2%	4%	11%
Sirop de glucose liquide pour confiserie	400	133	80%	1 snack	50 Bonbons (caramels, guimauves…)	5.3	12%	24%	47%	119%
Sucre blanc de plantation ou d'usine, sirops de sucre, partiellement invertis, mélasses	70	23	25%	1 dessert	100 Gâteau à 25% de sucre	0.6	1%	3%	5%	13%
			40%	1 snack	50 Biscuits	0.5	1%	2%	4%	10%
			60%	1 snack	30 Confiture	0.4	1%	2%	4%	9%
			100%	2 c à café	10 Dans un café ou thé	0.2	1%	1%	2%	5%
Cassonade	40	13	25%	1 dessert	100 Gâteau à 25% de sucre	0.3	1%	1%	3%	7%
			40%	1 snack	50 Biscuits	0.3	1%	1%	2%	6%
			60%	1 snack	30 Confiture	0.2	1%	1%	2%	5%
			100%	2 c à café	10 Dans un café ou thé	0.1	0%	1%	1%	3%
Autres sucres et sirops	40	13	100%	1 part	30 Sirops et nappages	0.4	1%	2%	4%	9%

Epices et condiments

Familles de Produits	Sulfites (mg)		à	dans (g)		de l'aliment	Sulfites (mg)	Cumul / Jour par Sensibilité			
	Maxi	Moyen						Normale DJA	Légère DJB50	Moyenne DJB25	Forte DJB10
Fines herbes et épices	150	50	100%	2 c à café	10	Épices sèches et en poudre	0.5	1%	2%	4%	11%
Assaisonnements et condiments	200	67	100%	1 c à café	5	Sels aromatisés	0.3	1%	1%	3%	7%
			100%	2 c à café	10	Pâte de curry	0.7	1%	3%	6%	15%
Vinaigres	100	33				Tous vinaigres sauf de riz et balsamique	0.3		1%	3%	7%
	100	100	100%	2 c à café	10	Vinaigre balsamique	1.0	2%	4%	9%	22%
Moutardes	250	83	100%	1 c à café	5	Moutarde standard	0.4	1%	2%	4%	9%
			100%	3 c à soupe	45	Dans une tarte à la moutarde	3.8	8%	17%	33%	83%
	500	167	100%	1 c à café	5	Moutarde de Dijon	0.8	2%	4%	7%	19%
			100%	3 c à soupe	45	Dans un lapin à la moutarde	7.5	17%	33%	67%	167%
Sauces prêtes à l'emploie et produits similaires	300	100	100%	3 c à soupe	45	Sauces en sachets et bocals	4.5	10%	20%	40%	100%
			100%	3 c à soupe	45	Ketchup	4.5	10%	20%	40%	100%
			100%	3 c à soupe	15	Sauce soja	1.5	3%	7%	13%	33%
			100%	1 c à café	5	Sauce pimentée	0.5	1%	2%	4%	11%

Les ingrédients et les additifs

Nous avons vu que plusieurs additifs peuvent contenir des sulfites.

La majorité d'entre eux comme la gélatine, la maltodextrine ou le collagène ne posent pas de problème car les doses employées et la teneur en sulfites de ces additifs font que la dose finale de sulfites dans un aliment est faible ou très faible.

Par contre, l'un de ces additifs pose parfois problème : il s'agit du colorant caramel E150d ou caramel à l'ammoniaque sulfite.

Il présente le risque de contenir beaucoup de sulfites, et d'être lui-même utilisé en doses assez importantes dans certains aliments.

Nous avons listé tous les aliments susceptibles de contenir du colorant caramel E150d, calculé la dose de sulfites par type d'aliment, et le % cumulé par jour en fonction de notre sensibilité.

Cela nous donne deux tableaux : celui des aliments à risque s'ils contiennent du colorant caramel E150d car la dose de sulfites peut être importante, et celui des aliments sans risque car même s'ils contiennent du colorant caramel E150d, la dose est très faible. Chacun des tableaux s'étend sur deux pages.

Aliments à risque						Cumul / Jour par Sensibilité			
Aliments pouvant contenir du E150d - caramel IV - caramel à l'ammoniaque sulfite	Max (mg/kg)	Moyen (mg/kg)	Sulfites (mg/kg)	Part (g)	Sulfites (mg)	Normale DJA	Légère DJB50	Moyenne DJB25	Forte DJB10
Salades (par ex., salades de pâtes, salades de pommes de terre)	50000	16667	33	150	5	11%	22%	44%	111%
Légumes transformés, champignons, racines, légumes secs et légumineuses, algues marines, fruits à coque et graines	50000	16667	33	150	5	11%	22%	44%	111%
Pâtes et nouilles sèches et précuites, et produits similaires	50000	16667	33	150	5	11%	22%	44%	111%
Autres produits de boulangerie ordinaires (tels que bagels, pita, muffins anglais, etc.)	50000	16667	33	150	5	11%	22%	44%	111%
Boissons à base d'eau aromatisée, boissons pour sportifs, boissons « énergétiques »	50000	16667	33	150	5	11%	22%	44%	111%
Bière et boissons maltées	50000	16667	33	150	5	11%	22%	44%	111%
Vins mutés, vins de liqueur et vins doux naturels	50000	16667	33	150	5	11%	22%	44%	111%
Boissons alcoolisées aromatisées	50000	16667	33	150	5	11%	22%	44%	111%
Poisson et produits de la pêche transformés, en conserve, en semi-conserve, mollusques, crustacés et échinodermes	30000	10000	20	150	3	7%	13%	27%	67%
Potages et bouillons	25000	8333	17	150	3	6%	11%	22%	56%
Desserts à base de matière grasse (à l'exception des desserts lactés de la catégorie 01.7)	20000	6667	13	150	2	4%	9%	18%	44%
Œufs frais	20000	6667	13	150	2	4%	9%	18%	44%
Produits à base d'œufs	20000	6667	13	150	2	4%	9%	18%	44%
Œufs en conserve, incluant les œufs conservés en base alcaline, salés et en boîte	20000	6667	13	150	2	4%	9%	18%	44%
Desserts à base d'œufs (par ex. crème anglaise).	20000	6667	13	150	2	4%	9%	18%	44%

Aliments à risque						Cumul / Jour par Sensibilité			
							Normale	Légère	Moyenne	Forte
Aliments pouvant contenir du E150d - caramel IV - caramel à l'ammoniqaue sulfite	Max (mg/kg)	Moyen (mg/kg)	Sulfites (mg/kg)	Part (g)	Sulfites (mg)	DJA	DJB50	DJB25	DJB10
Aliments diététiques pour régimes amaigrissants	20000	6667	13	150	2	4%	9%	18%	44%
Autres produits protéiques de soja	20000	6667	13	150	2	4%	9%	18%	44%
Confiseries dures et tendres, nougats, etc.	50000	16667	33	50	2	4%	7%	15%	37%
Décorations (pour boulangerie fine), nappages (autres que ceux à base de fruits) et sauces sucrées	50000	16667	33	50	2	4%	7%	15%	37%
Fromage frais	50000	16667	33	50	2	4%	7%	15%	37%
Fromage affiné, croûte incluse	50000	16667	33	50	2	4%	7%	15%	37%
Fromages fondus aromatisés, y compris ceux contenant des fruits, des légumes, de la viande, etc.	50000	16667	33	50	2	4%	7%	15%	37%
Produits similaires au fromage	50000	16667	33	50	2	4%	7%	15%	37%
Préparations à base de cacao (sirops)	50000	16667	33	50	2	4%	7%	15%	37%
Pâtes à tartiner à base de cacao, garnitures de pâtisserie incluses	50000	16667	33	50	2	4%	7%	15%	37%
Autres produits à base de cacao et de chocolat	50000	16667	33	50	2	4%	7%	15%	37%
Produits d'imitation du chocolat et succédanés de chocolat	50000	16667	33	50	2	4%	7%	15%	37%
Crackers (à l'exception des crackers sucrés)	50000	16667	33	50	2	4%	7%	15%	37%
Sauces et produits similaires	30000	10000	20	50	1	2%	4%	9%	22%
Fruits en conserve ou en bocal (pasteurisés)	7500	2500	5	150	1	2%	3%	7%	17%
Desserts à base de fruits, incluant les desserts à base d'eau aromatisée aux fruits	7500	2500	5	150	1	2%	3%	7%	17%

Aliments sans risque					Cumul / Jour par Sensibilité			
	Max (mg/kg)	Moyen (mg/kg)	Sulfites (mg/kg)	Part (g)	Sulfites (mg)	Normale DJA	Légère DJB50	Moyenne DJB25	Forte DJB10
Aliments pouvant contenir du E150d - caramel IV - caramel à l'ammoniaque sulfite									
Amuse-gueules salés	10000	3333	7	50	0	1%	1%	3%	7%
Céréales pour petit déjeuner, incluant les flocons d'avoine	2500	833	2	150	0	1%	1%	2%	6%
Desserts à base de céréales et d'amidon (par ex. gâteaux de riz, gâteaux de tapioca)	2500	833	2	150	0	1%	1%	2%	6%
Produits à base de riz précuits ou transformés, incluant les gâteaux de riz (de type oriental uniquement)	2500	833	2	150	0	1%	1%	2%	6%
Garnitures à base de fruits utilisées en pâtisserie	7500	2500	5	50	0	1%	1%	2%	6%
Fruits conservés au vinaigre, à l'huile ou en saumure	7500	2500	5	50	0	1%	1%	2%	6%
Fruits confits	7500	2500	5	50	0	1%	1%	2%	6%
Préparations à base de fruits, incluant pulpes, coulis, nappages à base de fruits et lait de coco	7500	2500	5	50	0	1%	1%	2%	6%
Sauce fermentée de soja	60000	20000	40	5	0	0%	1%	2%	4%
Desserts lactés (par ex. crème-desserts, yaourts aux fruits ou aromatisés)	2000	667	1	150	0	0%	1%	2%	4%
Boissons à base de lait liquide aromatisé	2000	667	1	150	0	0%	1%	2%	4%
Vinaigres	50000	16667	33	5	0	0%	1%	1%	4%
Moutardes	50000	16667	33	5	0	0%	1%	1%	4%
Produits similaires à la crème	5000	1667	3	50	0	0%	1%	1%	4%
Produits similaires au lait et à la crème en poudre	5000	1667	3	50	0	0%	1%	1%	4%

Aliments sans risque						Cumul / Jour par Sensibilité			
Aliments pouvant contenir du E150d - caramel IV - caramel à l'ammoniaque sulfite	Max (mg/kg)	Moyen (mg/kg)	Sulfites (mg/kg)	Part (g)	Sulfites (mg)	Normale DJA	Légère DJB50	Moyenne DJB25	Forte DJB10
Croûte de fromage affiné	50000	16667	33	5	0	0%	1%	1%	4%
Spiritueux contenant plus de 15 pour cent d'alcool	50000	16667	33	5	0	0%	1%	1%	4%
Produits et préparations de boulangerie fine (sucrés, salés, épicés)	1200	400	1	150	0	0%	1%	1%	3%
Glaces de consommation (incluant les sorbets)	1000	333	1	150	0	0%	0%	1%	2%
Cidre et poiré	1000	333	1	150	0	0%	0%	1%	2%
Vins (produit à l'aide d'autres fruits que le raisin)	1000	333	1	150	0	0%	0%	1%	2%
Hydromel	1000	333	1	150	0	0%	0%	1%	2%
Pâtes à frire (par ex. pour panure et enrobage de poisson ou de volaille)	2500	833	2	50	0	0%	0%	1%	2%
Gomme à mâcher (chewing-gum)	20000	6667	13	5	0	0%	0%	1%	1%
Compléments alimentaires	20000	6667	13	5	0	0%	0%	1%	1%
Confitures, gelées et marmelades	1500	500	1	50	0	0%	0%	0%	1%
Fines herbes, épices, assaisonnements et condiments	10000	3333	7	5	0	0%	0%	0%	1%
Succédanés de lait en poudre pour boissons chaudes	1000	333	1	50	0	0%	0%	0%	1%
Café et succédanés de café, thé, infusions et autres boissons à base de céréales et de grains, sauf le cacao	10000	3333	7	5	0	0%	0%	0%	1%
Matières grasses tartinables, matières grasses laitières tartinables et mélanges tartinables	500	167	0	50	0	0%	0%	0%	0%
Pâtes à tartiner à base de fruits (par ex. « chutney »)	500	167	0	50	0	0%	0%	0%	0%
Laits fermentés (nature)	150	50	0	150	0	0%	0%	0%	0%
Laits emprésurés (nature)	150	50	0	150	0	0%	0%	0%	0%
Édulcorants de table, y compris ceux contenant des édulcorants intenses	1200	400	1	5	0	0%	0%	0%	0%

Les boissons

Pour choisir nos boissons, nous allons consulter le tableau suivant. Nous constatons qu'il est souhaitable d'éviter la plupart des boissons industrielles. C'est une démarche qui devient naturelle dès que l'on change globalement notre alimentation pour nous orienter vers des aliments plus simples et plus naturels.

Boissons

Familles de Produits	Sulfites (mg)		à	dans (cl)	de boisson	Sulfites (mg)	Cumul / Jour par Sensibilité			
	Maxi	Moyen					Normale DJA	Légère DJB50	Moyenne DJB25	Forte DJB10
Jus de fruits et de légumes	50	17	100%	1 verre	33 Tous les jus prêt à boire	6	12%	25%	49%	122%
Concentrés pour jus de fruits et légumes	50	17	100%	1 verre	33 En collectivités et distributeurs	6	12%	25%	49%	122%
Nectar de fruits et légumes	50	17	100%	1 verre	33 Tous les jus prêt à boire	6	12%	25%	49%	122%
Concentrés pour nectar de fruits et légumes	50	17	100%	1 verre	33 En collectivités et distributeurs	6	12%	25%	49%	122%
Boissons à base d'eau aromatisée	70	23	100%	1 canette	33 Sodas (colas, ginger ale)	8	17%	34%	68%	171%
			100%	1 bouteille	50 Boissons pour sportifs	12	26%	52%	104%	259%
			100%	1 canette	25 Boissons énergétiques	6	13%	26%	52%	130%
			100%	1 bouteille	50 Boissons à base de jus de fruits	12	26%	52%	104%	259%
Bières	20	7	100%	1 verre	25 Bière standard	2	4%	7%	15%	37%
	50	17	100%	1 verre	25 Bière double fermentation, aux fruits	4	9%	19%	37%	93%
Cidre et poiré	200	67	100%	1 verre	25 Cidre brut, sec, doux	17	37%	74%	148%	370%
Spiritueux à plus de 15 % d'alcool	200	67	100%	1 verre	8 Vins cuits	5	12%	24%	47%	119%
			100%	1 verre	4 Apéritifs forts, cocktails, ou digestifs	3	6%	12%	24%	59%
Boissons aromatisées à moins de 15 % d'alcool	250	83	100%	1 verre	12 Boissons dérivées de bière, de vin et de spiritueux, à faible teneur en alcool	10	22%	45%	89%	222%

Le vin

Nous allons maintenant voir concrètement comment boire du vin lorsque nous sommes intolérants aux sulfites. Les vins conventionnels, bio ou biodynamiques, et même ceux "sans sulfites ajoutés" contiennent encore trop de sulfites.

Le vin bio est intéressant pour les personnes normales qui veulent éviter le risque de dépasser la DJA recommandée par l'OMS après deux verres de vin.

La seule solution pour les intolérants aux sulfites est de nous orienter vers les vins naturels transparents qui affichent la dose exacte de sulfites sur l'étiquette. C'est la seule solution pour boire quelques verres de vin par semaine sans prendre le risque de nous retrouver régulièrement au-dessus de notre DJB.

Pour nous donner une vision claire sur les différences de doses de sulfites entre les différents types de vins, nous trouverons tous les calculs dans le tableau suivant. Le calcul est fait pour un seul verre de 12 cl et pour une quantité moyenne de sulfites pour chaque catégorie de vin. Nous constatons que deux verres apportent très rapidement une dose de sulfites proche de notre DJB.

Vins

Familles de Produits	Sulfites (mg)		à	dans (cl)	de boisson	Sulfites (mg)	Cumul / Jour par Sensibilité			
	Maxi	Moyen					Normale DJA	Légère DJB50	Moyenne DJB25	Forte DJB10
Vins conventionnel avec la mention "contient des sulfites"	160	53	100%	1 verre	12 Vin rouge	6	14%	29%	57%	142%
	210	70	100%	1 verre	12 Vin blanc	8	19%	38%	75%	187%
	260	87	100%	1 verre	12 Vin mousseux	10	23%	46%	92%	231%
	400	133	100%	1 verre	12 Vin liquoreux	16	36%	71%	142%	356%
Vins bio avec la mention "contient des sulfites"	70	23	100%	1 verre	12 Vin rouge	3	6%	13%	25%	62%
	90	30	100%	1 verre	12 Vin blanc	4	8%	16%	32%	80%
	130	43	100%	1 verre	12 Vin mousseux	5	12%	23%	46%	116%
	360	120	100%	1 verre	12 Vin liquoreux	14	32%	64%	128%	320%
Vins naturels avec la mention "contient des sulfites"	30	10	100%	1 verre	12 Vin rouge	1	3%	5%	11%	27%
	40	13	100%	1 verre	12 Vin blanc	2	4%	7%	14%	36%
Vins naturels avec la dose de sulfites sur l'étiquette	5	5	100%	1 verre	12 Vin rouge	1	1%	3%	5%	13%
	10	10	100%	1 verre	12 Vin blanc	1	3%	5%	11%	27%
Vins autres qu'à base de raisin	200	67	100%	1 verre	12 Vins de fruits	8	18%	36%	71%	178%
			100%	1 verre	12 Hydromel	8	18%	36%	71%	178%

Les vins bio, bio dynamiques et naturels s'accompagnent de labels et de chartes. Un label impose le respect d'obligations légales et nécessite une certification. Une charte est une recommandation définie et appliquée par les vignerons à eux-mêmes. Cela ne veut pas nécessairement dire qu'un label est bon et une charte mauvaise.

Obtenir un label a un coût, et n'est pas forcément accessible à un petit vigneron. Un label a une valeur marketing qui n'a pas forcément de valeur pour une petite production qui se vend par le bouche à oreille. Enfin, un vigneron peut avoir investi dans le label AB il y a plusieurs années pour la culture bio de son raisin, et aujourd'hui fabriquer un vin totalement bio, sans pour autant disposer des nouveaux labels sur la fabrication.

Au-delà des normes, des certifications et du marketing qui va avec, une toute petite minorité de vignerons sont transparents. S'ils fabriquent des vins bio, bio dynamiques ou naturels, le plus important est qu'ils font tester le taux de sulfites de leurs vins par des laboratoires indépendants, et qu'ils les affichent sur leurs sites internet et sur les étiquettes de leurs bouteilles.

Nous avons là quelques bonnes surprises. Voyez vous-même l'étiquette suivante :

> Nous n'avons pas filtré ce vin. Ainsi, un léger dépôt est normal au fond de la bouteille.
> Ce vin contient des sulfites naturels développés lors de la vinification : SO2 libre : 0 mg/l - Total : 2 mg/l

Vous avez bien lu, le SO2 total est de 2 mg/L et la dose dans un verre de 20 cl est de 0,4 mg de sulfites !

Ces vignerons parviennent à ces résultats pour les raisons suivantes :

- Le type de vin : plus un vin est blanc et plus il est sucré, plus il contient de sulfites. La raison étant que le sucre est le carburant de la fermentation, et qu'il faut plus de sulfites pour tuer toute reprise de cette fermentation. Vous devez donc vous orienter vers des vins rouges secs.

- La qualité de fabrication du vin : une vendange manuelle où les grappes sont triées et préservées jusqu'à leur foulage demande moins de sulfites qu'une vendange faite à la machine qui abîme le raisin et risque de faire démarrer une fermentation incontrôlée. Le soin porté à l'hygiène du matériel, des outils, des barriques et des machines utilisées pour l'élevage du vin permet de limiter l'utilisation des sulfites. Vous devez donc choisir des vins de qualité avec des petits rendements et le maximum de travail manuel.

- La météo : les bons millésimes où la nature a été clémente auront moins besoin d'être rattrapés par l'ajout de différents additifs, dont les sulfites.

- L'âge du vin : les sulfites se dégraderaient avec le temps. Des bouteilles de plus de 10 ans d'âge ne comporteraient plus de sulfites. Notez que cela est contradictoire avec les vins qui nécessitent un minimum de sulfites lors de leur fabrication, car ces vins ne se gardent pas. Vous pouvez prendre ce risque si vous êtes amateur de vins de prestige.

Nous ne trouverons pas ces vins au supermarché ni même chez un caviste de chaîne qui vendent surtout des vins qu'ils peuvent approvisionner en quantité et transporter sans problème.

Si nous leur demandons simplement un vin "sans sulfites", nous aurons beaucoup de mal à savoir ce qu'ils nous proposent exactement.

Certains sont passionnés par le goût du vin et ne se retrouvent pas dans les vins naturels qui sont loin de faire l'unanimité pour leurs qualités gustatives.

Notre caviste peut nous expliquer, avec tout son langage de spécialiste, que ce ne sont pas de bons vins, que les sulfites sont indispensables et "naturels". Il estime aussi que réduire les abus de sulfites dans les vins conventionnels est suffisant. Il nous recommande alors des vins "quasiment" sans sulfites, mais en fait dosés à 50 mg/L. C'est un grand progrès, mais c'est encore une dose trop importante pour nous.

Pour nous procurer ces vins transparents dont la dose exacte de sulfites est affichée sur la bouteille, il faudra les acheter en direct auprès du producteur, ou bien auprès de cavistes indépendants et passionnés par ces vins naturels.

Il y a plein de bonnes surprises à découvrir sur le site vinsnaturels.fr. Nous pouvons faire notre marché parmi les vins qui affichent en toute transparence leur dose exacte de sulfites : www.vinsnaturels.fr/010_analyses/010_analyses.php.

Manger à l'extérieur

Nous allons voir comment nous en sortir au restaurant, à la cantine d'entreprise ou à celle de l'école, chez les commerçants traiteurs, et au rayon coupe de nos supermarchés. Le sujet est le même puisqu'il s'agit essentiellement de restauration collective.

Alimentation industrielle dans les restaurants et les cantines

Les aliments pour les restaurants et les collectivités viennent des mêmes filières de fabrication que celles qui alimentent nos supermarchés. Ils sont juste emballés en plus grosses quantités, et distribués par un réseau de grossistes livreurs ou vendus dans des supermarchés de gros réservés aux professionnels. Les sulfites que nous trouvons en supermarché ou au marché se trouvent de la même façon en restauration collective.

Les cantines servent un grand nombre de repas, et s'approvisionnent largement en aliments industriels tout prêts, ou en ingrédients prêts à l'emploi, comme des légumes lavés, coupés et surgelés.

Les restaurants servent de plus en plus d'aliments industriels. La cuisine n'est plus faite sur place, mais simplement assemblée. La crème s'achète en seau de 10 litres et les frites surgelées en sac de 10kg dans des supermarchés spécialisés en gros. Le "fait maison" ne veut plus dire grand-chose. Cette cuisine industrielle a plus de risques de comporter des sulfites.

Ne soyons pas dupes, il n'y a pas beaucoup de restaurateurs qui vont nous expliquer en toute transparence d'où viennent les produits qui sont dans nos assiettes.

La loi du 1er juillet 2015 pour la restauration collective

Cette loi oblige tous ces établissements à informer le consommateur sur les principaux allergènes présents dans leurs produits.

Pour les restaurants et les cantines, il s'agit de tenir à jour un document écrit remis à la demande du client.

Pour la vente à emporter chez les traiteurs, les boulangers, ou les bouchers, l'information doit se trouver à proximité de l'aliment, par exemple dans la vitrine.

Cette loi est récente et les contrôles sont rares. Nous regarderons avec attention les vitrines de nos commerçants, et nous demanderons ces documents dans les restaurants, mais nous ne serons pas surpris de voir qu'il reste encore d'énormes progrès à faire sur la transparence et l'information du consommateur.

Au restaurant

Certains serveurs ont fait une école hôtelière, et d'autres sont là pour un petit boulot. Si les premiers sont sensibilisés aux allergies, les seconds risquent de ne pas nous écouter, à moins d'être eux-mêmes allergiques.

Nous allons expliquer que nous sommes très allergiques aux sulfites. Nous devons exagérer le risque pour être sûrs qu'ils écoutent et répondent à nos questions avec précision.

Nous allons demander le document concernant les allergènes (Loi de 2015). S'il est disponible et surtout à jour, nous l'utiliserons en complément de nos connaissances pour faire notre choix dans le menu.

S'il n'y en a pas, nous choisirons notre plat en fonction de la liste des aliments sans risques que nous connaissons.

Nous demanderons éventuellement au serveur d'aller poser une question au chef, plutôt qu'il nous réponde n'importe quoi afin de se débarrasser de notre question.

Nous devons être vigilants sur les fruits et légumes qui peuvent être congelés même si l'on nous affirme le contraire.

Nous ferons aussi attention aux petits ingrédients, comme les tomates séchées ou les fruits secs dans une salade, le vin dans une sauce, ou le vinaigre balsamique qui décore l'assiette.

Nous demanderons systématiquement les sauces à part. Il est plus simple de demander un peu d'huile d'olive plutôt que de renvoyer une salade pleine de vinaigre balsamique.

Si un plat nous convient mais que l'un des ingrédients pose problème, nous devons sans hésiter demander à l'enlever ou à le remplacer. Nous pouvons changer les frites surgelées par des crudités ou du riz. Nous n'hésiterons pas à renvoyer une assiette si quelque chose ne va pas. C'est une pratique courante dans les restaurants.

À la cantine

Je me rappelle que j'avais fréquemment le nez qui coulait après chaque repas pris au restaurant d'entreprise.

Depuis la loi de 2015, les restaurants d'entreprise et les cantines scolaires doivent mettre tous les jours à disposition un document concernant les principaux allergènes contenus dans les plats qu'ils servent.

Ce document sera bien plus souvent disponible que dans les restaurants puisque ces établissements sont beaucoup plus soucieux des règles, et plus souvent contrôlés.

Si nous mangeons tous les jours dans le même restaurant d'entreprise, il peut être intéressant de nous grouper avec d'autres personnes allergiques pour organiser avec le responsable du restaurant une distribution de ce document par e-mail à toutes les personnes concernées.

Nous choisirons nos plats en fonction de cette liste et de nos propres connaissances. Les personnes qui nous servent n'ont pas le temps d'aller en cuisine poser une question comme dans un restaurant.

Chez les traiteurs et les artisans

Le document sur les allergènes (Loi de 2015) a peu de chances d'être disponible, et encore moins d'être à jour. Nous utiliserons avant tout nos connaissances et nous poserons quelques questions à nos commerçants habituels après leur avoir expliqué notre petit problème.

Chez des amis

C'est un peu plus simple car on peut expliquer notre situation et poser des questions. Mais nos amis ne sont pas des spécialistes des sulfites, et nous pouvons générer quelques tensions.

L'alimentation est un sujet passionnant et passionné, comme la politique ou la religion. Notre but est que le dîner soit un bon moment entre amis, pas une discussion sans fin sur les sulfites.

Les habitudes alimentaires de nos amis peuvent être très différentes des nôtres. Si j'ai commencé par dire que j'évitais le vinaigre, le vin, la moutarde et quelques autres aliments, je me suis retrouvé dans des situations où ils avaient cuisiné un aliment sulfité que je ne mange jamais et auquel je n'avais bien sûr pas pensé.

La démarche la plus efficace est de leur demander ce qu'ils pensent cuisiner pour identifier nous-mêmes les risques.

Si le plat présente effectivement des risques, il suffit généralement de leur demander de ne pas tout mélanger afin que nous puissions mettre de côté ce qui nous pose problème.

Si une grande partie du plat pose problème, nous éviterons de bousculer leurs habitudes et nous proposerons une solution simple en leur demandant par exemple du riz comme accompagnement.

Le maître mot est que c'est à nous d'identifier les risques et de proposer la solution la plus simple possible pour nos amis. Tout le monde sera rassuré, le dîner sera un bon moment passé ensemble, et les sulfites n'auront pas monopolisé les conversations.

Des applications sur smartphone

N'attendez rien de magique, notre smartphone ne se transforme pas en détecteur de sulfites, mais il peut nous venir en aide pour chasser les sulfites grâce à quelques applications.

Les bases de données d'ingrédients

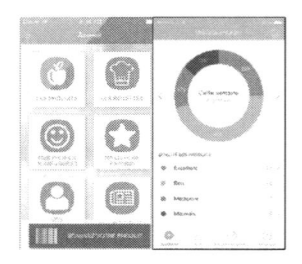

Des applications comme Yuka ou Allergobox nous permettent de créer notre profil et de définir nos allergènes. Une fois dans le supermarché, il suffit de scanner le code-barres d'un produit avec l'appareil photo, et l'application nous dit immédiatement s'il contient des sulfites déclarés. C'est généralement plus rapide que de lire l'étiquette, et très utile si nous souhaitons éviter plusieurs additifs à la fois.

Les restaurants et les cavistes de vins naturels

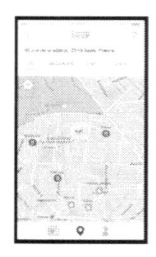

Une application comme Raisin nous permet de localiser autour de nous les bars, les restaurants et les cavistes qui proposent du vin naturel. C'est une façon sympathique d'aller boire un verre ou de dîner dans un nouvel endroit, et d'avoir la chance de trouver un minimum de sulfites dans notre verre.

La base de données citoyenne open food

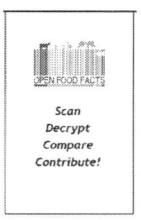

Scan
Decrypt
Compare
Contribute!

Open Food Facts est un projet citoyen à but non lucratif créé par des milliers de volontaires à travers le monde. C'est une base de données sur les produits alimentaires servant à mettre en commun le fruit de nos recherches sur les produits du commerce. Elle en est au tout début pour les sulfites, et nous pouvons y contribuer pour l'améliorer.

Bertrand Waterman

Se protéger de l'intérieur

Nous avons vu comment diminuer notre dose de sulfites. Ceci doit rester notre priorité. Néanmoins, il y a toujours des sources de sulfites qui échapperont à notre vigilance et l'élimination totale est impossible.

Dans ce chapitre, nous allons voir comment aider notre corps à mieux se défendre et à se débarrasser des sulfites qui échapperont à notre vigilance grâce à certains compléments alimentaires.

Aider notre système digestif

Notre flore intestinale est composée de bactéries et de levures qui sont indispensables à notre système digestif. Sans elles, nous ne pourrions tout simplement pas vivre.

Les sulfites sont agressifs pour cette flore et pour notre muqueuse intestinale. Au-delà des réactions visibles et rapides comme des diarrhées soudaines, ils agressent l'ensemble de notre système digestif dans la durée.

Ces agressions répétées ont pour conséquence le déséquilibre de notre flore et la perméabilité de notre paroi intestinale.

L'intestin ne joue alors plus correctement son rôle de barrière contre les éléments toxiques à la source de nos inflammations, ni son rôle d'assimilation des nutriments, ni son rôle immunitaire qui nous protège des maladies.

De plus en plus de médecins s'intéressent à ce sujet comme la cause de multiples problèmes de santé chroniques.

En plus d'éviter les sulfites pour diminuer ces agressions, nous allons voir qu'il est possible d'aider notre système digestif à se réparer grâce à des probiotiques.

Les recherches dans ce domaine sont récentes, et il n'y a pas de preuves ni de consensus scientifique sur leur efficacité, mais il est aussi entendu qu'il n'y pas vraiment de risque.

Les probiotiques dans l'alimentation

On trouve naturellement des probiotiques dans les aliments fermentés comme la choucroute, les condiments, le miso, la sauce soja, le yaourt, le kéfir, le fromage, ou maintenant des boissons à la mode comme le kombucha.

Le gros problème, c'est que ces aliments naturellement fermentés sont aussi des sources de sulfites dès qu'ils viennent de l'industrie alimentaire. Exception faite des produits qui mentionnent spécifiquement que les probiotiques sont vivants. C'est parfois le cas du kombucha.

Le petit problème est qu'en tant qu'intolérants aux sulfites, nous sommes aussi susceptibles de limiter notre consommation de produits laitiers réputés pour être inflammatoires.

C'est pour ces raisons que nous devons nous tourner vers des aliments fermentés faits maison, ou bien des probiotiques sous forme de compléments alimentaires.

Fabriquer ses propres aliments fermentés

La meilleure option, c'est de fabriquer ses propres fruits et légumes fermentés, comme les oignons, les carottes ou la betterave sous forme de pickles, le chou sous forme de choucroute ou de kimchi, ou encore les cornichons et le citron confits.

Tous ces aliments utilisent la fermentation lactique, ou lacto-fermentation. C'est un mode de conservation ancestral qui grâce à la production d'acide lactique provoque une acidification du milieu et permet l'élimination des bactéries pathogènes.

C'est bien plus simple que nous l'imaginons ! Il suffit d'eau filtrée, de sel, et de bocaux étanches à l'air. Nous trouverons toutes les recettes et les vidéos sur internet pour nous y mettre.

Les probiotiques en compléments alimentaires

L'autre alternative, ce sont bien sûr les probiotiques sous forme de compléments alimentaires en gélules. Les éléments importants et actifs d'un probiotique sont les souches, à savoir les types de bactéries et de levures. Ces souches peuvent avoir des actions différentes sur la flore intestinale.

Il n'est pas facile de recommander un probiotique plutôt qu'un autre, puisque nous avons chacun une flore intestinale unique. Il s'agit donc de tester plusieurs probiotiques, voire de se faire aider par un médecin nutritionniste, afin de le choisir en fonction du déséquilibre de notre flore intestinale.

Si vous êtes attentif à leurs ingrédients, vous avez noté qu'ils contiennent très souvent de la maltodextrine, et nous savons qu'elle peut contenir des sulfites.

À moins d'être ultra-sensible aux sulfites, ce n'est pas un problème. En imaginant que la maltodextrine constitue la majeure partie d'une capsule d'1 gramme et en sachant que la concentration maximale de sulfites dans la maltodextrine est de 100 mg/kg, une capsule de probiotiques ne contient donc que 0,1 mg de sulfites. C'est une quantité très faible qui ne doit pas nous inquiéter.

Si nous souhaitons quand même éviter ces sulfites, nous pouvons choisir des produits comme le Lactophar du laboratoire Nutriphyt, et le Probiopur du laboratoire Nuxtrixeal.

Le molybdène

Nous avons vu que le molybdène est nécessaire au fonctionnement de la sulfite oxydase pour dégrader les sulfites en sulfates.

L'Agence française de sécurité sanitaire des aliments (Afssa) n'a pas défini d'apports nutritionnels conseillés pour le molybdène, car les besoins sont normalement largement couverts par l'alimentation. Néanmoins, ils doivent se situer autour de 30 à 50 μg chez l'adulte.

Le molybdène se trouve principalement dans les légumes, les

céréales et la viande. Comme pour le sélénium, le taux dépend de la richesse du sol en cet élément. C'est pourquoi les apports varient d'une région à l'autre.

Exemple de fruits et légumes riches en molybdène, en µg pour 100 g : Céleri-rave : 90 µg, Ail : 70 µg, Noix de coco : 20 µg, Papaye : 20 µg. (Source : www.aprifel.com/)

Il est possible de prendre un complément de molybdène pour tenter d'améliorer notre capacité à dégrader les sulfites. A priori, le molybdène n'est jamais toxique, même si l'Afssa propose une limite de sécurité de 350 µg par jour.

Il est aussi possible de prendre un remède homéopathique, le molybdène metallicum 9CH.

Si nous souhaitons prendre un complément de molybdène, nous en parlerons avec notre médecin. Il pourra nous conseiller afin de le faire sans aucun risque pour notre santé.

La vitamine B12

Les sulfites détruiraient la vitamine B12 et les symptômes d'une carence sont les suivants :

- Fatigue, faiblesse, essoufflement.
- Nausées, constipation, flatulences, diarrhées.
- Fourmillements et engourdissements des membres.
- Troubles de l'humeur.

Il peut être intéressant de tester un supplément de vitamine B12 qui semble réduire les conséquences de l'intolérance aux sulfites chez certaines personnes.

La vitamine B12 est hydrosoluble, c'est pour cette raison qu'il n'y a pas de risque de surdose, car le trop-plein est évacué par les urines en leur donnant d'ailleurs une couleur jaune fluorescente qui ne doit pas nous inquiéter.

Il existe de nombreuses formes de vitamine B12, dont certaines sont plus ou moins disponibles pour notre métabolisme. La forme la plus appropriée est la vitamine B12 Methylcobalamin.

Si la vitamine B12 est a priori sans danger, nous en parlerons avec notre médecin si nous voulons en prendre de manière prolongée.

Bertrand Waterman

COSMÉTIQUES SANS SULFITES

La DJB à viser dans les cosmétiques, c'est zéro. Cela vaut la peine de s'y intéresser en particulier si nous avons des problèmes de peau.

À moins d'être accroc à l'auto bronzant et au défrisage des cheveux, nous pouvons trouver des cosmétiques sans sulfites.

Nous allons voir comment les doses maximales de sulfites en cosmétique ont été définies.

Les doses en jeu dans les cosmétiques

Les études en toxicologie sont coordonnées par la communauté européenne et le SCCNFP : Scientific Committee on Cosmetic Products and Non-Food Products intended for Consumers. (Source : ec.europa.eu/health/scientific_committees_en).

Le comité a publié un document intitulé : "opinion concerning inorganic sulfites and bisulfites, colipa n° P51, Adopted by the SCCNFP during the 23rd plenary meeting of 18 March 2003". (Source : ec.europa.eu/health/ph_risk/committees/sccp/documents/out_200.pdf.)

Afin de déterminer que les sulfites ne sont pas toxiques dans les cosmétiques, et peuvent donc être utilisés par des millions de consommateurs tous les jours et sur une très longue durée, ont été sacrifié :

Pour la toxicité :
- Forte dose orale : 100 rats
- Forte dose cutanée : pas d'étude
- Forte dose par inhalation : pas d'étude

- Doses répétées orales : pas d'étude
- Doses répétées cutanées : pas d'étude
- Doses répétées par inhalation : pas d'étude
- Doses occasionnelles orales : référence aux additifs alimentaires de 0,7 mg/kg.
- Doses occasionnelles cutanées : pas d'étude
- Doses occasionnelles par inhalation : pas d'étude
- Doses chroniques : pas d'étude

Pour l'irritation et la corrosion de la peau :
- Au sodium sulfite et au sodium bisulfite : 6 lapins
- Au potassium sulfite : 3 lapins

Pour l'irritation et la corrosion des muqueuses :
- Au sodium sulfite et sodium bisulfite : 6 lapins
- Au sodium sulfite et sodium disulfite : 9 lapins

Nous avons donc un total de 100 rats et 25 lapins de laboratoire sacrifiés pour ces tests. J'ai une pensée émue pour ces animaux, mais surtout pour nous, millions d'utilisateurs quotidiens de ces produits. Comment des tests sur 125 animaux pendant quelques jours peuvent garantir la sécurité d'un produit utilisé par des millions de consommateurs au quotidien pendant des années ?

Les animaux étant clonés pour la plupart, donc identiques, on se pose alors des questions :

- Quelle est la probabilité que 2 % des lapins ou des rats soient eux aussi intolérants aux sulfites - à supposer que cela existe dans leurs espèces - dans un échantillon de 25 ou 100 animaux identiques ?
- Quelle est la probabilité de mettre en évidence des problèmes d'intolérance sur une longue durée lors d'études qui durent seulement quelques jours, et lorsqu'aucune étude n'est faite sur des doses répétées ?

Ces études peuvent mettre en évidence des problèmes majeurs de type allergique sur des personnes normales, mais probablement pas des problèmes d'intolérance.

Il n'est pas possible de connaitre les doses précises dans chacun des produits, secrets de fabrication obligent, mais la liste des ingrédients doit être écrite dans l'ordre d'importance. Plus le nom d'un ingrédient est en tête de liste, plus la quantité est importante.

Les doses maximales de sulfites lorsqu'ils sont utilisés comme conservateurs sont de 2000 mg/kg. Une dose de 2 grammes de crème va contenir jusqu'à 4 mg de sulfites. Cette dose est tout à fait significative, d'autant qu'elle est appliquée localement.

Lorsque les sulfites sont utilisés à d'autres fins que conservateurs, les doses sont encore plus importantes, ainsi que la quantité de produits que nous utilisons.

Nous pouvons par exemple étaler 2 grammes d'autobronzant sur notre visage, et avec une concentration maximale de 4500 mg/kg de sulfites, cela peut aller jusqu'à 9 mg de sulfites. Avec 10 grammes d'autobronzant pour le corps, cela peut aller jusqu'à 45 mg de sulfites.

Les teintures capillaires oxydantes contiennent jusqu'à 6700 mg/kg de sulfites et avec 200 ml de produit à chaque application, cela peut aller jusqu'à 1340 mg de sulfites.

Pour les produits de défrisage des cheveux et leur 67000 mg/kg de sulfites, en sachant qu'il faut environ 250 ml de produit par application, cela peut aller jusqu'à 16750 mg de sulfites.

Nous pouvons en tirer les conclusions suivantes : les produits autobronzants, de défrisage et de coloration des cheveux utilisés occasionnellement contiennent des doses de sulfites très importantes et peuvent nous poser de sérieux problèmes de peau et de cuir chevelu.

Les autres produits cosmétiques contiennent des doses significatives et leur utilisation localisée et quotidienne peut aussi nous poser des problèmes de peau dans la durée.

Choisir ses cosmétiques sans sulfites

En tant que personnes intolérantes aux sulfites, il est donc important de sélectionner des produits cosmétiques sans sulfites, en particulier si nous avons des problèmes de peau ou de cuir chevelu.

C'est assez simple puisqu'avec dix produits, nous devrions largement couvrir nos besoins.

Si nous nous colorons les cheveux à la maison, nous passerons le temps nécessaire pour trouver un produit sans sulfites. Si nous allons chez le coiffeur, nous lui demanderons la notice des produits qu'il utilise. S'il nous dit que ses produits sont naturels, nous le féliciterons et nous lui demanderons quand même la notice du produit pour être certains de ne prendre aucun risque.

Nous passerons en revue les produits que nous utilisons aujourd'hui. Nous regarderons la liste des ingrédients sur l'emballage, mais aussi et surtout la notice complémentaire puisque c'est là que seront relégués les excipients comme les sulfites si la place sur l'emballage n'est pas suffisante.

Nous éviterons les autobronzants et les produits de défrisage des cheveux, ainsi que les produits à base de kératine et de collagène

Une fois que nous aurons trouvé les produits cosmétiques sans sulfites qui nous conviennent, nous éviterons de prendre des risques en en changeant trop souvent.

Nous avons, au moins dans un premier temps, d'autres priorités plus importantes comme celle d'éliminer les sulfites de notre alimentation.

Voici la liste alphabétique de tous les sulfites utilisés en cosmétique avec :

- En <u>MAJUSCULES SOULIGNÉS</u> : Les noms exacts de la nomenclature INCI en anglais que nous devrions trouver sur les étiquettes ou les notices complémentaires.

- En minuscules : tous les synonymes en anglais susceptibles d'être utilisés.

- En **gras** : parmi ces synonymes, tous les faux amis qui ne contiennent pas le mot sulfite ou sulphite, mais que nous devons bien éliminer.

Acid ammonium sulfite
Ammonium acid sulfite
Ammonium bisulfite
Ammonium hydrogen sulfite
Ammonium hydrogensulphite
Ammonium hydrosulfite
Ammonium monosulfite
Ammonium salt
AMMONIUM SULFITE
Ammonium sulfite hydrogen
Ammonium sulphite
Anhydrous sodium sulfite
Diammonium salt
Diammonium sulfite
Diammonium sulfonate
Dipotassium disulfite
Dipotassium metabisulfite
Dipotassium pyrosulfite
Dipotassium salt disulfurous acid
Dipotassium sulfite, sulfurous acid potassium salt
Disodium disulfite
Disodium disulphite
Disodium metabisulfite
Disodium pentaoxodisulfate
Disodium pyrosulfite,
Disodium salt
Disodium salt disulfurous acid
Disodium salt pyrosulfurous acid
Disodium salt sulfurous acid
Disodium sulfite
Disulfurous acid, dipotassium salt

Disulfurous acid, disodium salt
Dithionous acid disodium salt
Exsiccated sodium sulfite
Hydrogen sulfite sodium
<u>MEA-SULFITE</u>
Monoammonium sulfite
Monosodium salt sulfurous acid
Monosodium sulfite
Potassium disulfite
<u>POTASSIUM METABISULFITE</u>
Potassium pentaoxodisulfate
Potassium pyrosulfite
<u>POTASSIUM SULFITE</u>
Pyrosulfurous acid, dipotassium salt
Pyrosulfurous acid, disodium salt
S-wat
Sodium acid sulfite
<u>SODIUM BISULFITE</u>
Sodium bisulfite
Sodium disulfite
Sodium dithionite
Sodium dithionite hydrate
Sodium hydrogen sulfite
Sodium hydrogensulphite
<u>SODIUM HYDROSULFITE</u>
<u>SODIUM METABISULFITE</u>
Sodium pyrosulfite
<u>SODIUM SULFITE</u>
Sodium sulfite anhydrous
Sodium sulfoxylate
Sodium sulphite
Sulfurous acid monoammonium salt
Sulfurous acid monosodium salt
Sulfurous acid

MÉDICAMENTS SANS SULFITES

Les médicaments ne sont pas une source d'intoxication à long terme comme l'alimentation. Néanmoins, il est important d'éliminer les sulfites de nos médicaments pour les raisons suivantes :

Certains médicaments contenant des sulfites sont utilisés pour traiter des maladies provoquées ou déclenchées par les sulfites. C'est par exemple le cas des corticoïdes oro-dispersibles et de la polypose nasale, de certains médicaments contre l'asthme, ou encore des injections d'adrénaline en cas de choc allergique.

Si nous devons subir une intervention chirurgicale avec une anesthésie locale ou générale. Notre organisme est mis à mal par l'intervention et nous mettrons quelques jours ou même quelques semaines à nous en remettre. Nous aurons besoin de toute notre capacité de récupération, et ce n'est pas la peine d'affaiblir davantage notre corps avec des médicaments qui contiennent des sulfites.

C'est simple à faire. Une fois que l'on a compris les principes, il est bien plus simple d'éliminer totalement les sulfites de nos médicaments que de les éliminer de notre alimentation. Nous aurions tort de nous en priver.

J'ai rassemblé la liste des 200 médicaments vendus en France qui contiennent des sulfites. Mais avant de consulter cette liste, nous lirons attentivement ce chapitre jusqu'à la fin.

Les doses en jeu dans les médicaments

La DJB à viser dans les médicaments, c'est zéro. Nous savons que les sulfites sont sur la liste des excipients à effet notoire. Leur présence dans les médicaments est parfaitement documentée et ils seront déclarés dès la première trace. Par contre, la dose réelle reste confidentielle pour protéger les secrets de fabrication des laboratoires.

La notice du médicament doit obligatoirement comporter la mention suivante :

"Précautions d'emploi ; mises en garde spéciales : ce médicament contient du sulfite et peut provoquer des réactions allergiques sévères et une gêne respiratoire."

Alors, risquons-nous de consommer des doses importantes de sulfites avec certains médicaments ?

Selon cette mise en garde, les doses de sulfites sont assez importantes pour exceptionnellement déclencher des réactions graves. Elles sont probablement suffisantes pour déclencher régulièrement des réactions visibles.

Personnellement, j'ai rencontré des problèmes importants avec le Prednisolone, version générique du Solupred, et mon allergologue m'a confirmé que je n'étais pas le seul à rencontrer ce problème.

D'un autre côté, j'ai pris des probiotiques dont la maltodextrine est susceptible de contenir des sulfites. La loi autorise la maltodextrine à contenir un niveau résiduel de sulfites allant jusqu'à 100 mg/kg. En imaginant que la maltodextrine constitue la majeure partie d'une capsule de probiotiques qui pèse 1 gramme, nous aurions donc 0,1 mg de sulfites au maximum pour une capsule. C'est une dose très faible et 500 fois inférieure à celle de 3 verres de vin. Il n'y a pas lieu de s'inquiéter dans ce cas. C'est la même chose pour la gélatine. Le poids de la gélule en gélatine d'un médicament est absolument minime, et à 50 mg/kg de sulfites maximum dans la gélatine, il n'y a quasiment aucun sulfite.

Nous pouvons alors tirer les conclusions suivantes à propos des doses de sulfites dans les médicaments :

- La préoccupation des autorités de santé à propos des sulfites dans les médicaments est d'éviter les chocs allergiques, mais pas les problèmes d'intolérance.

- La présence des sulfites est toujours indiquée dans les médicaments dès les premières traces, mais jamais la dose exacte.
- Les doses de sulfites dans la gélatine des capsules ou dans la maltodextrine sont minimes et ne doivent pas nous inquiéter.
- Par contre, l'expérience nous montre que la dose de sulfites est suffisante dans certains médicaments pour nous poser des problèmes sérieux.

Il est toujours possible de trouver le médicament dont nous avons besoin dans une version sans sulfites avec l'aide de notre médecin et de notre pharmacien.

Nous verrons comment procéder dans la partie "médicaments sans sulfites".

Principes actifs et excipients à effet notoire

Lorsque nous allons chez le médecin, il nous prescrit généralement un médicament. Il est surtout intéressé par le principe actif qu'il nous donne pour nous soigner, et ne prend pas spontanément en compte les excipients pour les raisons suivantes :

- Au moment où il fait sa prescription, il nous soigne pour une grippe ou une bronchite, pas pour une allergie ou une intolérance à un excipient.
- Le nombre de principes actifs et de leurs interactions est déjà assez compliqué à gérer.
- Il choisit la présentation (comprimé, poudre, liquide…) qui convient le mieux à notre profil et à notre maladie, mais pas pour éviter un excipient.
- Les sulfites comme excipients à effet notoire sont susceptibles de provoquer des chocs allergiques auxquels il ne croit pas.

Les médicaments génériques

Lors de mon expérience qui m'a permis de comprendre que les médicaments pouvaient contenir des sulfites, mon O.R.L. m'avait prescrit du Solupred, mais mon pharmacien l'avait substitué par du Prednisolone générique qui contenait des sulfites.

Si dans ce cas le générique posait problème, cela peut aussi être l'inverse et le générique peut être la bonne solution pour nous.

Nous devons être vigilants quant à la substitution par un générique et toujours en parler avec notre pharmacien.

Les sulfa

Les sulfa sont une classe de médicaments antibiotiques à l'action antimicrobienne. De nombreuses personnes allergiques aux sulfites se posent des questions sur ces médicaments.

D'après mes recherches, ils ne doivent pas poser plus de problèmes à une personne allergique aux sulfites qu'à une personne non allergique. Chimiquement, les sulfites et les sulfa sont des molécules différentes, et les mécanismes allergiques mis en évidence sont également différents.

Chez nos médecins habituels

Nous parlons de notre médecin généraliste, et des quelques spécialistes que nous consultons régulièrement.

Dans la deuxième partie de la méthode, nous avons vu comment prouver médicalement notre intolérance aux sulfites. Grâce à cette preuve, nous avons maintenant rétabli une relation de confiance avec nos médecins habituels, voire changé de médecins.

Ils sont au courant de notre intolérance et la prennent en compte lorsqu'ils nous prescrivent des médicaments. Nous ne devons plus avoir de problèmes.

Chez un nouveau médecin

Lorsque nous sommes en déplacement ou en vacances, que nous avons besoin de voir un médecin de garde un week-end ou la nuit, voire que nous nous rendons aux urgences, nous pouvons avoir à consulter un nouveau médecin.

Nous avons vu que bon nombre de médecins ne prennent pas très au sérieux l'intolérance aux sulfites. Si nous expliquons que nous sommes simplement intolérants, il risque d'en conclure qu'il n'y a aucun risque sérieux, voire que nous ne savons pas vraiment de quoi nous parlons.

Sa consultation ne sera pas personnalisée puisque nous le voyons une seule fois. Sans rien nous dire, il risque de ne rien changer à ce qu'il fait ou à ce qu'il nous prescrit.

Dans cette situation, la solution la plus efficace est de déclarer que nous sommes bien allergiques aux sulfites.

S'il argumente que l'allergie aux sulfites n'existe pas, nous lui expliquons que nous avons passé des tests médicaux chez un allergologue ou dans un CHU, et que notre allergie a été confirmée médicalement.

S'il nous demande quels sont les effets que cela nous produit, nous lui dirons que nous avons une gêne respiratoire plus ou moins forte en fonction de la dose de sulfites.

C'est le seul moyen de faire sortir un médecin de ses habitudes en lui faisant envisager un risque potentiel important pour lequel sa responsabilité serait engagée.

Nous lui demanderons de bien vérifier la composition détaillée du médicament qu'il nous prescrit. Pour cela, il consulte généralement le Vidal qui est le dictionnaire des médicaments.

Si le médicament contient des sulfites, il nous proposera une alternative avec le même principe actif, mais sans sulfites dans les excipients. De son point de vue, cela ne fera aucune différence.

Nous lui demanderons d'ajouter la mention "non-substituable" sur son ordonnance afin de nous économiser une autre conversation avec le pharmacien.

Chez le dentiste

Les dentistes utilisent fréquemment des anesthésiants, et la plupart de ces produits contiennent des sulfites.

Avant le rendez-vous, nous allons prévenir que nous sommes intolérants aux sulfites, et que s'il a prévu de nous anesthésier, il doit le faire avec un produit sans sulfites. Il peut très facilement se le procurer auprès de son fournisseur en un ou deux jours.

Mon dentiste utilise le Deltazine 40 mg (Articaine Hydrochloride) du laboratoire Zizine dans la version sans adrénaline qui est sans sulfites.

Il semble que certains dentistes aient du mal à trouver ces anesthésiants. C'est peut-être qu'ils sont un peu paresseux pour faire la recherche, ou qu'ils considèrent qu'ils vont perdre du temps car les anesthésiants sans sulfites prendraient un peu plus de temps à agir.

Si c'est le cas, nous insisterons un peu. S'il refuse, c'est qu'il fait passer son intérêt avant celui de ses patients, et ce n'est probablement pas une bonne chose. Nous passerons notre chemin et chercherons un autre dentiste.

Chez le dermatologue

Le dermatologue se sert aussi d'anesthésiants, et il utilise très fréquemment la lidocaïne qui contient des sulfites.

Voilà ce qui m'est arrivé : je suis chez un dermatologue et lors du questionnaire de santé, je mentionne mon intolérance aux sulfites dans la rubrique allergies. L'assistante lit mes réponses et cherche à confirmer si je suis vraiment allergique. Je lui explique que je suis plutôt intolérant. C'est alors que vient une autre personne pour me faire une anesthésie locale. Pendant l'injection, je confirme que c'est bien de la lidocaïne, et qu'elle contient des sulfites…

Comme pour le dentiste, nous devons donc prévenir avant le

rendez-vous que nous sommes intolérants aux sulfites. Il aura ainsi le temps de se procurer le bon produit.

Chez le pharmacien

Lorsque nous allons chez le pharmacien avec notre ordonnance, nous devons également rester vigilants.

Le pharmacien a un rôle clef lors de la délivrance du médicament. Il vérifie que le médecin n'a pas fait d'erreur sur l'ordonnance, et il fait la substitution des médicaments de marque par des génériques comme la loi de 1999 lui en donne le droit.

Les médicaments génériques ont exactement les mêmes principes actifs que les médicaments de marque, mais les excipients peuvent être différents. Chaque laboratoire possède sa propre recette d'excipients.

Si nous n'avons pas vérifié avec le médecin que le médicament ne contient pas de sulfites, ou que l'ordonnance ne contient pas la mention "non-substituable", nous devons prévenir le pharmacien que nous sommes allergiques aux sulfites, et lui demander de vérifier la composition du médicament. S'il détecte un problème, nous lui demanderons de substituer par un générique sans sulfites.

À l'hôpital

Si nous allons à l'hôpital, tout ce que nous venons de voir reste valable, mais il faut aussi y ajouter la question des anesthésies générales et des médicaments sous forme d'injections et de perfusions. Nous devons bien évidement éviter tous les sulfites afin de nous remettre au plus vite.

Pour les anesthésies, c'est un point que nous devons discuter en détail lors du rendez-vous préopératoire avec l'anesthésiste. Nous lui donnons plus d'explications sur la nature exacte de notre intolérance et il n'est en général pas nécessaire d'exagérer notre problème. L'anesthésiste, dont la priorité absolue est de minimiser tous les risques, est bien plus attentif que tous les autres médecins à ce type de problème, et il trouvera une solution sans sulfites.

Pour les médicaments injectables ou en perfusion, nous devons être particulièrement vigilants car ils sont nombreux à contenir des sulfites. Le personnel hospitalier est en général très à l'écoute et attentif à notre intolérance aux sulfites.

La difficulté majeure réside dans la multiplicité des intervenants et dans le fait que nous ne voyons pas forcément le médecin au moment où il fait sa prescription. Nous devons donc en parler le plus tôt possible.

Au moment de l'admission lorsque nous remplissons le questionnaire de santé. Nous déclarerons que nous sommes allergiques aux sulfites.

Dès que nous verrons le médecin du service qui s'occupe de nous, et dès que nous verrons le chirurgien qui nous opère avant l'intervention afin qu'ils puissent faire leurs prescriptions en conséquence.

Aux infirmières qui nous donnent nos médicaments ou nous font les injections.

Nous demanderons toujours conseil

Voici la liste des médicaments commercialisés en France contenant des sulfites. Cette liste a été éditée en avril 2013 et vous est fournie à titre d'information. Elle contient pour chaque médicament :

- Le nom de la substance active ou le nom commercial.
- Le code du laboratoire titulaire de l'autorisation de mise sur le marché : Agt = Aguettant, Arw = Arrow, Eg = Eg Labo, Myl = Mylan, Rtp = Ratiopharm, Sdz = Sandoz. Tous les codes sont disponibles sur www.theriaque.org/apps/journal/abreviations.html.
- Le dosage et la présentation. Voici quelques exemples :

- 1 Mg/Ml Inj Amp 1Ml : ampoules injectables de 1 ml à 1 mg/ml.
- 15 Mg/0,3Ml Sol Inj Ser Im : solution en seringue injectable de 0,3 ml à 0,15 mg.
- 10 Mg Cpr Orodisp : comprimé oro-dispersible à 10 mg.

À cause de ces multiples présentations et fabrications, et parce que les médicaments et leurs compositions changent régulièrement, je vous recommande de consulter systématiquement votre médecin ou votre pharmacien pour vérification et conseils.

Adrenaline Agt 0,25Mg/Ml Amp 1Ml	Bactrim Sol Inj Iv Amp 5Ml	Diclofenac Rtc 1% Emplatre
Adrenaline Agt 1 Mg/Ml Inj Amp 1Ml	Becilan 250Mg/5Ml Sol Inj Amp	Dicynone 250Mg/2Ml Sol Inj Amp 2Ml
Adrenaline Ren 0,25Mg/Ml Inj Ab 1Ml	Betagan 0,5% Collyre Fl 3Ml	Dicynone 500Mg Cpr
Adrenaline Ren 0,5Mg/Ml Inj Ab 1Ml	Betnesol 4Mg/1Ml Sol Inj Ab 1Ml	Dobutamine Agt 250Mg/20Ml Inj Amp
Adrenaline Ren 1Mg/Ml Sol Inj Ab 1Ml	Biperidysflash 20Mg Cpr	Dobutamine Myl 250Mg/20Ml Inj Amp
Adrenaline Ren 1Mg/Ml Sol Inj Ab 5Ml	Bucanest Adr 40Mg/Ml 1/100000 Inj	Dobutamine Pan 250Mg/20Ml Inj Fl
Adrenaline Ren 1Mg/Ml Sol Inj Ab20Ml	Bucanest Adr 40Mg/Ml 1/200000 Inj	Domperidone Arw 10Mg Cpr Orodisp
Alfatil 250Mg Gelule	Bupivacaine Adr Agt 5Mg/Ml Inj 20Ml	Domperidone Bga 10Mg Cpr Orodisp
Alphacaine N Sol Inj Cartouche	Bupivacaine Adr Agt 2,5Mg/Ml Inj20Ml	Domperidone Crt 10Mg Cpr Orodisp
Alphacaine Sp Sol Inj Cartouche	Carbosylane Enf Gelule	Domperidone Eg 10Mg Cpr Orodisp
Amoxicilline Alm 1G Cpr Disp	Cemaflavone Sol Buv Amp 10Ml	Domperidone Myl 10Mg Cpr Orodisp
Anapen 0,15Mg/0,3Ml Sol Inj Ser Im	Chenofalk 250Mg Gelule	Domperidone Rtp 10Mg Cpr Orodisp
Anapen 0,3Mg/0,3Ml Sol Inj Ser Im	Clairodermyl 10% Pommade Tb 30G	Domperidone Sdz 10Mg Cpr Orodisp
Apokinon 0,5% Sol Inj Amp 10Ml	Clairodermyl 5% Pommade Tb 30G	Domperidone Tvc 10Mg Cpr Orodisp
Apokinon 1% Sol Inj Amp 5Ml	Deltazine Adr 40Mg/Ml 1/100000 C1,7	Domperidone Zen 10Mg Cpr Orodisp
Apokinon 1% Sol Inj Stylo 3Ml	Deltazine Adr 40Mg/Ml 1/200000 C1,7	Dopamine Agt 10Mg/Ml Sol Inj Amp 5Ml
Articadent Adr 40Mg/Ml 1/100000 Inj	Deltazine Adr 40Mg/Ml 1/100000 C1Ml	Dopamine Agt 40Mg/Ml Sol Inj Amp 5Ml
Articadent Adr 40Mg/Ml 1/200000 Inj	Deltazine Adr 40Mg/Ml 1/200000 C1Ml	Dopamine Myl 40Mg/Ml Sol Inj Amp 5Ml
Artinibsa Adr 40Mg/Ml 1/100000 Inj	Dexamethasone Myl 20Mg/5Ml Sol Inj	Dopamine Myl 5Mg/Ml Sol Inj Amp 10Ml
Artinibsa Adr 40Mg/Ml 1/200000 Inj	Dexamethasone Myl 4Mg/1Ml Sol Inj	Dopamine Pfa 200Mg/5Ml Sol Inj Amp

Dopamine Pfa 50Mg/10Ml Sol Inj Amp	Fungizone 10% Susp Buv 40Ml
Dopamine Ren 10Mg/Ml Sol Inj Amp 5Ml	Gentalline 10Mg/1Ml Inj Amp 1Ml
Dopamine Ren 40Mg/Ml Sol Inj Amp 5Ml	Gentalline 160Mg/2Ml Inj Amp 2Ml
Dopamine Ren 5Mg/Ml Sol Inj Amp 10Ml	Gentalline 40Mg/2Ml Inj Amp 2Ml
Doxium 250Mg Cpr	Gentalline 80Mg/2Ml Inj Amp 2Ml
Drill Pastille Ss Sureau Litchi	Gentamicine Pan 10Mg/1Ml Inj Amp 1Ml
Effortil 5Mg Cpr	Gentamicine Pan 160Mg/2Ml Inj Amp2Ml
Effortil 7,5Mg/Ml Sol Buv Fl 30Ml	Gentamicine Pan 40Mg/2Ml Inj Amp 2Ml
Elsep 20Mg/10Ml Sol Inj	Gentamicine Pan 80Mg/2Ml Inj Amp 2Ml
Extovyl 12Mg Gelule	Glucantime 1,5G/5Ml Sol Inj Amp
Feldene 10Mg Gelule	Granions Cuivre 0,3Mg/2Ml Sol Buv
Feldene 20Mg Gelule	Granions Or 0,2Mg/2Ml Sol Buv
Fluconazole Pfz 50Mg Gelule	Granions Selenium 0,96Mg/2Ml Sol Buv
Fluisedal Promethazine Sirop 125Ml	Hyperamine 20 Sol Inj Fl 250Ml
Fluisedal Promethazine Sirop 250Ml	Hyperamine 20 Sol Inj Fl 500Ml
Fluoxetine Act 20Mg Cpr Disp	Hyperamine 30 Sol Inj Fl 1L
Fluoxetine Bga 20Mg Cpr Disp	Hyperamine 30 Sol Inj Fl 250Ml
Fluoxetine Eg 20Mg Cpr Disp	Hyperamine 30 Sol Inj Fl 500Ml
Fluoxetine Tvc 20Mg Cpr Disp	Innohep 10000Ui Axa/0,5Ml Inj Ser
Fungizone 10% Nr Enf Susp Buv 40Ml	Innohep 14000Ui Axa/0,7Ml Inj Ser

Innohep 18000Ui Axa/0,9Ml Inj Ser	
Isorythm Lp 125Mg Gelule	
Isorythm Lp 250Mg Gelule	
Isuprel 0,2Mg/Ml Sol Inj Amp 1Ml	
Jext 0,15Mg/0,15Ml Sol Inj Stylo Im	
Jext 0,3Mg/0,3Ml Sol Inj Stylo Im	
Ketoderm 2% Creme Tb 15G	
Klipal Codeine 300Mg/25Mg Cpr	
Klipal Codeine 600Mg/50Mg Cpr	
Lamotrigine Myl 100Mg Cpr Disp	
Lamotrigine Myl 200Mg Cpr Disp	
Lamotrigine Myl 25Mg Cpr Disp	
Lamotrigine Myl 50Mg Cpr Disp	
Lamotrigine Qua 100Mg Cpr Disp	
Lamotrigine Qua 200Mg Cpr Disp	
Lamotrigine Qua 25Mg Cpr Disp	
Lamotrigine Qua 50Mg Cpr Disp	
Largactil 25Mg/5Ml Sol Inj Amp	
Levotonine 100Mg Gelule	
Lidocaine Adr Agt 10Mg/Ml Inj 20Ml	

Lidocaine Adr Agt 20Mg/Ml Inj 20Ml	Novantrone 20Mg/10Ml Sol Inj	Prednisolone Crt 20Mg Cpr Orodisp
Macrogol 4000 Myl 10G Buv Sach	Nozinan 25Mg/1Ml Sol Inj Amp 1Ml	Prednisolone Eg 20Mg Cpr Orodisp
Macrogol 4000 Sdz 10G Buv Sach	Nutriliamine 16 Sol Inj Fl 500Ml	Prednisolone Myl 20Mg Cpr Orodisp
Meteoxane 80Mg/125Mg Gelule	Nutriliamine 9 Sol Inj Fl 1L	Prednisolone Qua 20Mg Cpr Orodisp
Metformine Myl 1000Mg Cpr Disp	Nutriliamine 9 Sol Inj Fl 500Ml	Prednisolone Rbx 20Mg Cpr Orodisp
Metformine Myl 500Mg Cpr Disp	Oracilline 0,25Mui/5Ml Susp Buv120Ml	Prednisolone Rtp 20Mg Cpr Orodisp
Metformine Myl 850Mg Cpr Disp	Oracilline 0,5Mui/5Ml Susp Buv 120Ml	Prednisolone Sdz 20Mg Cpr Orodisp
Nebcine 100Mg/2Ml Inj Fl	Oracilline 1Mui/10Ml Susp Buv 180Ml	Prednisolone Tvc 20Mg Cpr Orodisp
Nebcine 25Mg/2,5Ml Inj Fl	Orgaran 750U Axa/0,6Ml Sol In	Primacaine 40Mg/Ml Adr 1/100000 Inj
Nebcine 75Mg/1,5Ml Inj Fl	Ornithine Oxogl Qua 5G Pdr Sachet	Primacaine 40Mg/Ml Adr 1/200000 Inj
Neosynephrine Ap-Hp 5Mg/Ml Inj 1Ml	Oroperidys 10Mg Cpr Orodisp	Procaine Bst 20Mg/Ml Inj 5Ml
Netromicine 100Mg/1Ml Inj Amp 1Ml	Otofa 2,6% Sol Auriculaire Fl 10Ml	Rifadine 100Mg/5Ml Susp Buv Fl 120Ml
Netromicine 150Mg/1,5Ml Inj Amp1,5Ml	Pentasa 1G/100Ml Susp Rectale Fl	Rifamycine Chibret Collyre 10Ml
Netromicine 25Mg/1Ml Inj Amp 1Ml	Phenergan 50Mg/2Ml Sol Inj Amp 2Ml	Rythmodan 100Mg Gelule
Netromicine 50Mg/2Ml Inj Amp 2Ml	Piroxicam Pfz 10Mg Gelule	Scandicaine 20Mg/Ml Nad 1/100000 Inj
Neupro 2Mg/24H Disp Transderm	Predesic Adr 40Mg/Ml 1/100000 Inj	Scandicaine Adr 20Mg/Ml 1/100000 Inj
Neupro 4Mg/24H Disp Transderm	Predesic Adr 40Mg/Ml 1/200000 Inj	Septanest Adr 40 Mg/Ml 1/100000 Inj
Neupro 6Mg/24H Disp Transderm	Prednisolone Act 20Mg Cpr Orodisp	Septanest Adr 40Mg/Ml 1/200000 Inj
Neupro 8Mg/24H Disp Transderm	Prednisolone Arw 20Mg Cpr Orodisp	Spiroctan 50Mg Gelule
Novantrone 10Mg/5Ml Sol Inj	Prednisolone Bga 20Mg Cpr Orodisp	Telebrix Hystero Sol Inj Fl 20Ml

Tercian 4% Sol Buv Fl 100Ml	Voltarenplast 1% Emplatre
Tercian 4% Sol Buv Fl 30Ml	Xanthium Lp 200Mg Gelule
Theralene 25Mg/5Ml Sol Inj Amp 5Ml	Xanthium Lp 400Mg Gelule
Tobramycine Myl 25Mg/2,5Ml Inj Fl	Xylocaine Adr 10Mg/Ml Sol Inj 20Ml
Tobramycine Myl 75Mg/1,5Ml Inj Fl	Xylocaine Adr 20Mg/Ml Sol Inj 20Ml
Totamine Concentre Sol Inj Fl 500Ml	Xylonor 20Mg/Ml Ad 1/80000 Inj
Triflucan 50Mg Gelule	Xylonor 20Mg/Ml Nad 1/25000 Inj
Tussisedal Sirop Fl 125Ml	Xylonor 30Mg/Ml Nad 1/25000 Inj
Ubistesin Adr 40Mg/Ml 1/100000 Inj	Xylorolland 20Mg/Ml Sol Inj
Ubistesin Adr 40Mg/Ml 1/200000 Inj	Xylorolland Adr 20Mg/Ml Sol Inj
Ultra Levure 50Mg Gelule	Yellox 0,9Mg/Ml Collyre Fl 5Ml
Ursolvan 200Mg Gelule	Ziacaine 20Mg/Ml Nad 1/25000 Inj
Vibraveineuse 100Mg/5Ml Sol Inj Amp	Ziacaine 30Mg/Ml Nad 1/25000 Inj
Vintene Sol Inj Fv 1L	Ziacaine Adr 20Mg/Ml 1/80000 Inj
Vintene Sol Inj Fv 250Ml	Zolmitriptan Bga 2,5Mg Cpr Orodisp
Vintene Sol Inj Fv 500Ml	Zolmitriptan Crt 2,5Mg Cpr Orodisp
Vitamine C Agt 10% Sol Inj Ab 5Ml	
Vogalene 0,1% Sol Buv Fl 150Ml	
Vogalene 0,4% Sol Buv Fl 30Ml	
Voltarene 75Mg/3Ml Inj Amp 3Ml	

AUTRES SOURCES DE SULFITES

Les aliments représentent plus de 90 % de nos apports en sulfites, et les cosmétiques et les médicaments les 9 % restants.

Certains d'entre nous sont ultra-sensibles aux sulfites et peuvent réagir avec le 1 % restant. D'autres peuvent être exposés aux sulfites à cause de leur métier ou de leurs loisirs sans forcément le savoir.

Au travail

Les professionnels de santé qui étudient les risques liés aux sulfites au travail listent les secteurs d'activités suivants : agroalimentaire, pêche, pharmaceutique, teinturerie, blanchisserie, tannerie, textile, extraction minière, pâte à papier, traitement industriel des eaux usées, chimie, caoutchouc, développement photographique.

Dans l'industrie agroalimentaire et la pêche qui manipulent des sulfites pour tous les aliments et boissons que nous avons vus dans la méthode.

Dans l'industrie de la pâte à papier. Il existe plusieurs méthodes de fabrication de la pâte à papier comme la méthode kraft et la méthode aux sulfites. Les pâtes aux sulfites servent à fabriquer des papiers à usage sanitaire et domestique, des papiers d'impression fins en particulier utilisés par les journaux, et des papiers spéciaux pour la photographie. Le dioxyde de soufre, le thiosulfate de sodium et l'hydrosulfite de sodium sont utilisés dans le blanchiment de la pâte cellulosique et du papier.

Dans l'industrie du cuir et des textiles où le dioxyde de soufre intervient comme agent de tannage du cuir. Le disulfure de carbone est utilisé dans la production de la viscose. Le trisulfite de sodium et le sulfite de sodium utilisés comme agents de blanchiment. Le sulfite de sodium sert à l'impression du coton.

Dans l'industrie chimique où le dioxyde de soufre est utilisé comme solvant d'extraction dans le raffinage du pétrole.

Dans le traitement de l'eau industrielle où les sulfites servent à éliminer l'oxygène pour éviter la corrosion des tuyauteries d'usines et de chauffage.

En photographie où les sulfites servent pour la fixation et pour la préservation des films contre la décoloration.

Des organismes se penchent sur les sulfites au travail à des fins de prévention et, si vous vous posez des questions, je vous invite à rechercher sur internet les documents suivants :

- « Références en Santé au travail numéro 138 de Juin 2014 : Asthme professionnel aux sulfites, E. Penven, CHU de Nancy, INRS. »
- «IMP, le métabisulfite, Être bien informé pour bien se protéger»

À la maison

Dans la viscose fabriquée à partir de pâte à papier aux sulfites qui peut comporter des résidus.

Dans la cellophane fabriquée à partir de pâte de viscose. Elle peut être utilisée comme emballage alimentaire. À ne pas confondre avec le film étirable alimentaire vendu en rouleau qui est du PVC ou du polyéthylène. Pour faire la différence, la cellophane est bruyante lorsqu'elle est froissée et ne fond pas à la chaleur. La cellophane sert aussi dans certains rubans adhésifs.

Dans les crayons effaceurs d'encre. Le produit chimique qui efface l'encre en cassant ses molécules est du bisulfite de sodium ou du dithionite de sodium.

Dans les filtres à charbon des carafes à filtrer l'eau s'ils sont à base de charbon de cocotier.

Pendant nos loisirs

Dans l'eau des piscines. Les sulfites se trouvent dans des produits prêts à l'emploi en poudre ou en galets qui sont dispersés dans l'eau afin de réduire le taux de chlore. Plus une piscine est chlorée, plus elle est susceptible d'être ensuite équilibrée par ces produits à base de sulfites.

Les fumerolles des volcans. Ok, nous ne risquons pas de les rencontrer par hasard ! Mais les promenades sur les volcans en activité sont risquées. Le soufre qui brûle produit de l'oxyde de soufre et peut déclencher des crises d'asthme pour les personnes sensibles.

Conclusion

Vous êtes sur le point de terminer ce livre. Je tiens déjà à vous féliciter ! Vous avez montré votre motivation à comprendre les problèmes liés aux sulfites, et les solutions qui s'offrent à vous.

Vous êtes peut-être enthousiaste à l'idée d'avoir compris que les sulfites étaient responsables de vos problèmes de santé, et d'avoir une méthode concrète pour les éliminer de votre quotidien.

Vous êtes peut-être inquiet d'avoir découvert la réalité de ces additifs dans votre alimentation, et découragé par l'ampleur de la tâche à accomplir pour les éliminer.

Vous ressentez probablement un mélange de ces deux sentiments. C'est bien normal, et je tiens à vous rassurer.

Éliminer les sulfites de votre quotidien, c'est comme apprendre à parler une nouvelle langue. Cela ne se fait pas du jour au lendemain. Mais plus les semaines et les mois vont passer, plus vous vous sentirez à l'aise pour éviter naturellement les sulfites. Vous serez surtout récompensé par la joie extraordinaire de voir votre santé s'améliorer.

Maintenant que vous avez compris que les sulfites sont la cause de vos problèmes de santé et que des solutions concrètes existent, il ne vous reste plus qu'à passer à l'action afin de faire des progrès tous les jours.

Vous n'êtes pas seul sur ce chemin. De nombreuses personnes comme vous se retrouvent sur le forum de la méthode www.les-sulfites.com/forum/ pour partager leurs expériences. Venez les rejoindre !

Si vous êtes adeptes des réseaux sociaux, je poste occasionnellement des alertes et des informations utiles sur les sulfites. Choisissez votre réseau social favori et ajoutez moi à vos relations sur www.bertrandwaterman.com à la rubrique "Suivez-moi".

Enfin, vous avez l'opportunité de faire passer le message et d'aider d'autres personnes à prendre conscience du problème des sulfites, et des solutions pour s'en sortir. Partagez avec eux ce que ce livre vous a apporté à la rubrique "Écrire un commentaire" sur www.bertrandwaterman.com.

Il est temps de prendre votre santé en main.

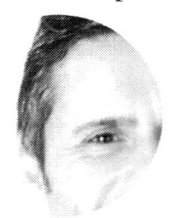

On ne lâche rien ! Bertrand.

PARTIE 5 : RÉFÉRENCES

Alimentation

À la découverte des vins naturels.
Http://www.vinsnaturels.fr/010_analyses/010_analyses.php.
Alcoholic drinks: Important triggers for asthma.
Http://www.jacionline.org/article/S0091-6749(00)25009-4/fulltext

Arrêté du 2 octobre 1997 relatif aux additifs pouvant être employés dans la fabrication des denrées destinées à l'alimentation humaine. Version consolidée du 09 septembre 2011.
https://www.legifrance.gouv.fr/affichTexte.do?cidTexte=LEGITEXT000022192579

Arrêté du 19 octobre 2006 relatif à l'emploi d'auxiliaires technologiques dans la fabrication de certaines denrées alimentaires.
https://www.legifrance.gouv.fr/affichTexte.do?cidTexte=LEGITEXT000020667468

Associations pour le maintien d'une agriculture paysanne.
Http://www.reseau-amap.org/recherche-amap.php.

Ail et oignon : Insuffisance des preuves pour les ajouter à la liste des allergènes alimentaires prioritaires au Canada - Un examen systématique.

https://www.canada.ca/fr/sante-canada/services/aliments-nutrition/rapports-publications/etiquetage-aliments/oignon-insuffisance-preuves-ajouter-liste-allergenes-alimentaires-prioritaires-canada-examen-systematique.html

Cercle d'investigations cliniques et biologiques en allergologie alimentaire.

Http://www.cicbaa.org.

EFSA : Scientific Opinion on the re-evaluation of sulfur dioxide (E 220), sodium sulfite (E 221), sodium bisulfite (E 222), sodium metabisulfite (E 223), potassium metabisulfite (E 224), calcium sulfite (E 226), calcium bisulfite (E 227) and potassium bisulfite (E 228) as food additives. Authors EFSA Panel on Food additives and Nutrient Sources added to Food (ANS):

http://onlinelibrary.wiley.com/doi/10.2903/j.efsa.2016.4438/full

Liste de discussion sur l'hygiène des aliments pour les professionnels de l'agro-alimentaire (publics et privés), les laboratoires (publics et privés), les chercheurs et professeurs. Elle regroupe plus de 6 000 membres.

Http://www.liste-hygiene.org/arcsulfites.html.

Cercle d'investigations cliniques et biologiques en allergologie alimentaire.

Http://www.cicbaa.org/pages_fr/regimes/sulfites.html.

Décret n° 2011-509 du 10 mai 2011 fixant les conditions d'autorisation et d'utilisation des auxiliaires technologiques pouvant être employés dans la fabrication des denrées destinées à l'alimentation humaine.

https://www.legifrance.gouv.fr/eli/decret/2011/5/10/EFIC1030146D/jo/texte

Étude de l'alimentation totale française 2 (eat 2).

https://www.anses.fr/fr/content/etude-de-l%E2%80%99alimentation-totale-eat-2-l%E2%80%99anses-met-%C3%A0-disposition-les-donn%C3%A9es-de-son-analyse

Evaluation of national assessments of intake of sulfites.
Http://www.inchem.org/documents/jecfa/jecmono/v042je25.htm).

Fabricants européens de gélatine GME.
Http://www.gelatine.org/.

IFREMER Études des interactions entre une bactérie bioprotectrice, Lactococcus piscium CNCM I-4031, et Brochothrix thermosphacta et Listeria monocytogenes dans la crevette tropicale.
Http://archimer.ifremer.fr/doc/00050/16164/13649.pdf.

IFREMER Stockage et transport des crustacés vivants.
Http://archimer.ifremer.fr/doc/1994/rapport-634.pdf.

IFREMER Traitement des langoustines et des crevettes contre le noircissement.
Http://archimer.ifremer.fr/doc/1991/rapport-1586.pdf.

AOAC Internationale.
Http://www.aoac.org.

Méthode de ripper.
Http://www.vignevin-sudouest.com/services-professionnels/methode-analyse/dosage-so2-ripper.php.

Normes générales pour l'étiquetage des denrées alimentaires. Étiquetage des denrées alimentaires pré-emballées (codex stan 1-1985).
http://www.fao.org/input/download/standards/32/CXS_001f.pdf

Normes générales 35e session de la commission du Codex Alimentarius (2012) renseignements détaillés sur le groupe d'additifs alimentaires, sulfites.
Http://www.codexalimentarius.net/gsfaonline/groups/details.html?Id=161&lang=fr.

Norme générale Codex pour les additifs alimentaires » (ngaa, codex stan 192-1995).
Http://www.codexalimentarius.net/gsfaonline/docs/cxs_192f.pdf.

Rasff : the rapid alert system for food and feed.
http://ec.europa.eu/food/safety/rasff_en

Syndicat national des producteurs d'additifs et d'ingrédients de la chaine alimentaire.

Http://www.synpa.org.

World health organization, Geneva, 1999, ipcs - international program on chemical safety. Evaluation of national assessments of intake of sulfites.

Http://www.inchem.org/documents/jecfa/jecmono/v042je25.htm.

Cosmétiques

Base de données cosing de la Commission européenne sur les ingrédients cosmétiques.

http://ec.europa.eu/growth/tools-databases/cosing/

Directive du Conseil européen concernant le rapprochement des législations des États membres relatives aux produits cosmétiques (76/768/cee).

http://eur-lex.europa.eu/legal-content/FR/TXT/?uri=URISERV%3Al21191

Evaluation of phototoxic properties of some food additives: sulfites exhibit prominent phototoxicity.

Http://www.ncbi.nlm.nih.gov/pubmed/7904403.

Opinion concerning inorganic sulfites and bisulfites, colipa n° p51, adopted by the sccnfp during the 23rd plenary meeting of 18 march 2003".

http://ec.europa.eu/health/ph_risk/committees/sccp/documents/out_200.pdf.

Règlement (ce) 1223/2009 relatif aux produits cosmétiques.

http://eur-lex.europa.eu/legal-content/FR/TXT/PDF/?uri=CELEX:32009R1223&from=FR.

The scientific committee on cosmetic products and non-food products Intended for consumers opinion concerning inorganic sulfites and bisulfites.

Http://ec.europa.eu/health/ph_risk/committees/sccp/documents/out_200.pdf.

Médicaments

Liste des excipients à effet notoire mise à jour de la liste et des libellés selon le guideline européen 2003.

Http://ansm.sante.fr/var/ansm_site/storage/original/application/29aa941a3e557fb62cbe45ab09dce305.pdf

Bertrand a aussi publié

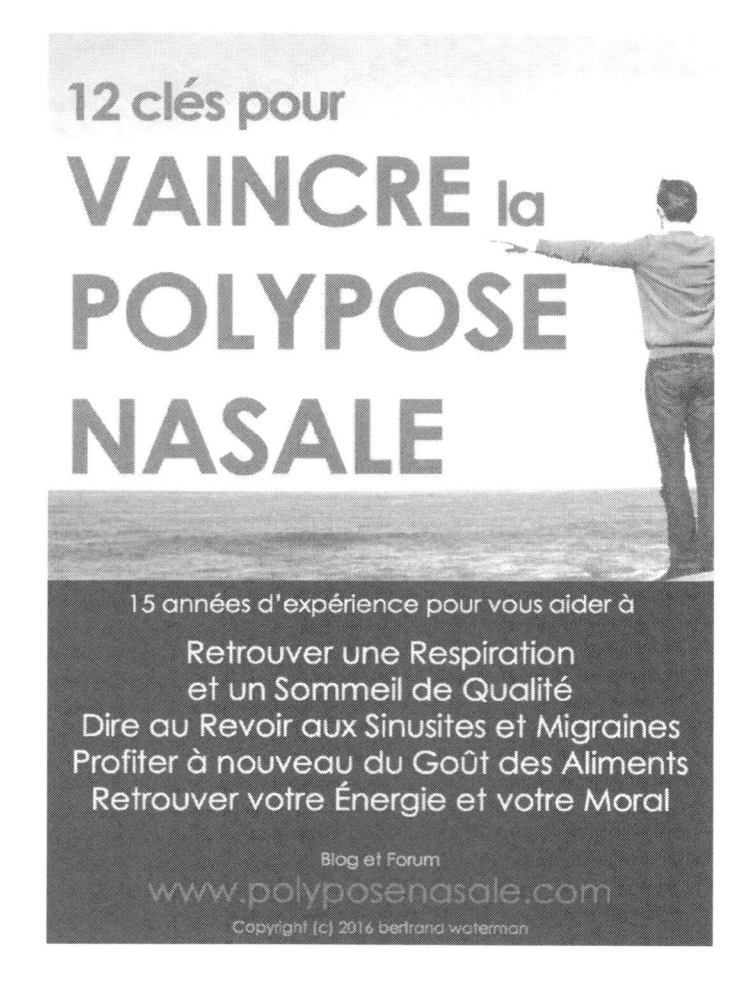

12 clés pour VAINCRE la POLYPOSE NASALE

15 années d'expérience pour vous aider à

Retrouver une Respiration
et un Sommeil de Qualité
Dire au Revoir aux Sinusites et Migraines
Profiter à nouveau du Goût des Aliments
Retrouver votre Énergie et votre Moral

Blog et Forum
www.polyposenasale.com
Copyright (c) 2016 bertrand waterman

Disponible sur Amazon, et sur polyposenasale.com.

Note

L'éditeur et l'auteur n'acceptent aucune responsabilité en cas de blessures ou autres problèmes qui pourraient résulter de l'utilisation des méthodes décrites ou mentionnées dans ce livre et recommandent aux lecteurs de toujours consulter un professionnel de santé.

Marques déposées

Ce livre mentionne des noms de produits qui peuvent être des marques déposées par leurs propriétaires respectifs.

Droit d'auteur

Le Code de la propriété intellectuelle interdit les copies ou reproductions destinées à une utilisation collective. Toute représentation ou reproduction intégrale ou partielle faite par quelque procédé que ce soit, sans le consentement de l'auteur ou de ses ayant droit ou ayant cause, est illicite et constitue une contrefaçon, aux termes des articles L.335-2 et suivants du Code de la propriété intellectuelle

Mentions légales

Édition : www.BertrandWaterman.com.
Impression : CreateSpace, une filiale d'Amazon.com.
ISBN : 978-2-9561467-0-4
Dépôt légal : Juillet 2017.
Prix : 19,20€

Bertrand Waterman, tous droits réservés, 2017.

Printed in Great Britain
by Amazon